Dr. Markus Kolm mit Dr. Ronny Tekal

DER VEGAN-DOC

FÜR ALLE FÄLLE

KNEIPP
VERLAG WIEN

INHALTSVERZEICHNIS

Persönliches Vorwort 6

Kein Fleisch – viele Fragen 10

TEIL 1: VEGAN! WAS STECKT DAHINTER? 14

Eins, zwei, drei, vier – ohne Tier 16
- Vegan ist das neue Vegetarisch 16
- Was heißt eigentlich „vegan“? 17

Vegane Ernährung mit vollem Wert 22
- Was ist eigentlich die Nährstoffdichte? 22
- Wertvolle Kost 22

Warum ausgerechnet Veggie? 26
- Ist das so ein Spleen? Motive für Veganismus 26
- Auch ein Grund: Vegan fürs Klima 28

Vegan – das ist mir zu teuer 31
- Kosten im Vergleich 31

TEIL 2: REISE DURCH DIE WELT DER NÄHRSTOFFE 32

Wie gesund ist vegane Ernährung wirklich? 34
- Clever planen – Gesundheit fördern 34
- Vegan leben ist heute einfacher 34
- Was sind „kritische“ Nährstoffe? 36

Makronährstoffe **37**
- Nährstoffe im Blick 37
- Fette 38
- Unterschiedlich wertvoll 38
- Besonders beachtenswert: Omega-3-Fettsäuren 38
- Protein 44

Top 4 der pfanzlichen Proteinquellen 49
- Kohlenhydrate 50
- Ballaststoffe 53

Beachtlich: Was Ballaststoffe alles können 54

Mikronährstoffe **56**
- Mineralstoffe 56
- Vitamine 70

Sinnvolle Laborwerte bei veganer Ernährung **82**
- Welche Laborwerte brauche ich? 82

Spezielle Laborwerte, die bei veganer Lebensweise sinnvoll sind 84

TEIL 3: PFLANZENPOWER: NAHRUNG UND MEDIZIN 86

Veganismus: Schutzschild für bessere Gesundheit **88**
- Mehr Wohlbefinden durch Pflanzenpower 88
- Vegane gesundheitliche Vorteile auf einen Blick 89
- Pflanzenbasierte Kost als Schutzschild gegen Übergewicht 90
- Pflanzenbasierte Kost als Schutzschild gegen Bluthochdruck 90
- Pflanzenbasierte Kost als Schutzschild gegen Fettstoffwechselstörungen 92
- Pflanzenbasierte Kost als Schutzschild gegen Diabetes mellitus 94

Pflanzenbasierte Ernährung als Medizin **95**
- „Lass Nahrung deine Medizin sein“ 96

Top 10 der Medikamente aus dem pflanzlichen Arzneischrank 98

TEIL 4: VEGAN IN ALLEN LEBENSPHASEN 100

Vegan für alle? **102**
- Das sagen die Fachgesellschaften 102

Vegane Schwangerschaft **102**
- Vegan besser schwanger 103
- Ernährung in der Schwangerschaft: vollwertig und kaloriendeckend 104
- Das richtige Maß 105
- Die kritischen Nährstoffe in der Schwangerschaft 105

Vegane Stillzeit **114**
- Besonderheiten in der Stillzeit 114

Vegane Beikost **120**
- Mehr Nährstoffe – weiter Stillen 120
- Nährstoffbedarf für vegane Babys 120

Vegane Kindheit **123**
- Wichtig: Genug Kalorien für Kinder 123
- Kritische Nährstoffe im Wachstum 123

Der optimale Ernährungsteller für Kinder 128

Vegan Trainieren **130**
- Pflanzliche Power 130
- Ernährung im Leistungssport 130

TEIL 5: VEGAN ESSEN 134

Einkaufen mit dem Vegan-Doc **136**
- Fertigprodukt ist nicht gleich Fertigprodukt 136
- Der vegane Einkaufskorb 136

Ein Lebensmittelkorb voller Zutaten für eine ausgewogene vegane Ernährung 142
- Wie empfehlenswert sind pflanzliche Alternativprodukte? 144

Tierisch gut versteckt! 146
- Veganes Superfood 148

Kochen mit dem Vegan-Doc **150**
- Schneiden, Garen, Kombinieren – für bessere Nährstoffaufnahme 150
- Vorsicht – Abwehrstoffe der Nährstoffaufnahme 150

Essen gehen mit dem Vegan-Doc **152**
- Vegan im Restaurant 152

Quellen **154**

Dank **160**

Impressum **160**

EIN VORWORT ZUM VORWORT

Gesunde, vegane Ernährung bedeutet nicht nur, beim Schinken-Käse-Toast Schinken und Käse einfach wegzulassen. Das mag zwar dem Tier nützen, nicht jedoch dem Menschen. Wer auf tierische Produkte verzichten will, sollte eine ausgewogene, vollwertige, pflanzenbasierte Kost anstreben. Und auch ein Auge auf potentiell kritische Nährstoffe haben. Klingt kompliziert? Ist es aber nicht. Und in diesem Buch erfährst du, wie es funktioniert – in allen Lebensphasen.

Eine besondere Ehre ist es uns, dass Ernährungsexperte Markus Keller noch ein paar einleitende Worte beisteuert. Ein Pionier in der Forschung zur veganen Ernährung, der in Deutschland zahlreiche Studien durchgeführt und veröffentlicht hat, die sich mit den gesundheitlichen Auswirkungen und den ernährungswissenschaftlichen Aspekten einer veganen Ernährung befassen. Er ist also nicht bloß ein Ernährungswissenschaftler, der die vegane Kost so ganz nebenbei in seinen Untersuchungen mal mitnimmt, sondern gilt als einer der führenden Experten auf diesem Gebiet und war der weltweit erste Professor für vegane Ernährung. Um dir zu zeigen, dass die Empfehlungen in diesem Buch nicht nur Hand und Fuß, sondern auch einen Kopf haben, hier ein kleines Vorwort von ihm.

Markus Kolm und Ronny Tekal

Vorwort von Dr. Markus Keller, Ernährungswissenschaftler und Leiter des Forschungsinstituts für pflanzenbasierte Ernährung (IFPE), Gießen, Deutschland

Vegane Ernährung ist alles andere als nur der Verzicht auf tierische Produkte. Es geht vielmehr darum, bewusster zu essen, sich mit den Lebensmitteln, die man zu sich nimmt, auseinanderzusetzen und darüber hinaus auch die vielen Vorteile einer pflanzenbasierten Kost schätzen zu lernen. Denn neben dem Potential, die eigene Gesundheit zu erhalten und zu verbessern bergen diese Ernährungsformen auch die große Chance, mit den Ressourcen unserer Erde achtsam umzugehen, ganz ungeachtet dessen, dass wir damit Tierleid vermeiden können. In der derzeitigen Diskussion um Nachhaltigkeit und Klimawandel und der Bedeutung lokaler, regionaler und globaler Lösungsansätze ist die vegane Lebensweise eine passende Antwort. Denn eine pflanzliche Ernährung verbraucht erheblich weniger Ressourcen als eine übliche fleischbasierte Ernährung. Das Meiden von tierischen Lebensmitteln trägt zur Verringerung unseres ökologischen Fußabdrucks erheblich bei, sei es beim Thema Landnutzung, Wasserverbrauch oder Treibhausgase. Alleine das ist für viele Menschen schon ein guter Grund, sich für eine pflanzenbasierte Kost zu entscheiden.

Ist vegane Ernährung aber tatsächlich auch gesünder? Nun, das ist als Ernährungswissenschaftler nicht eindeutig zu beantworten. Denn wie bei vielem im Leben gilt auch hier: Es kommt darauf an. Eine rein pflanzliche Ernährung kann sehr gesundheitsfördernd sein, wenn sie vollwertig und abwechslungsreich zusammengestellt wird. Besonders die ausreichende Versorgung mit kritischen Nährstoffen wie Vitamin B12, Kalzium, Eisen, Zink oder langkettigen Omega-3-Fettsäuren muss sichergestellt sein, um keine gesundheitlichen Schäden davonzutragen. Einige dieser Nährstoffe kommen in Pflanzen nicht, in geringeren Mengen oder in niedrigerer Bioverfügbarkeit vor. Dennoch kann die Zufuhr durch eine gut geplante und geschickte Lebensmittelauswahl sowie eine sinnvolle und notwendige Nahrungsergänzung sichergestellt werden. Zusätzlich kann der Status besonders relevanter Nährstoffe regelmäßig durch Blutuntersuchungen überprüft werden. Derartige Kontrollen können helfen, potentielle Mängel frühzeitig zu erkennen und gezielt zu beheben.

Das oftmals genannte Argument, dass eine pflanzliche Kost unvermeidlich zu Mangelerscheinungen führt, lässt sich aus wissenschaftlicher Sicht nicht halten. Im Gegenteil: Zahlreiche Studien zeigen, dass vegane Ernährung viele gesundheitsfördernde Wirkungen haben kann. So sind Veganerinnen und Veganer beispielsweise meist schlanker, haben einen niedrigeren Blutdruck und günstigere Blutfettwerte und weisen ein verringertes Risiko für Typ-2-Diabetes, Herzerkrankungen und Krebs auf. Und zwar ganz unabhängig von der Tatsache, dass sie generell eher einen gesünderen Lebensstil pflegen, sich mehr bewegen oder den Zigaretten abschwören. Richtig durchgeführt, hat eine vegane Ernährung also einige gesundheitliche Vorteile. Probleme können dann entstehen, wenn es an der Umsetzung hapert. Denn schließlich gibt es auch veganes Junk-Food und man wäre schlecht beraten, sich ausschließlich auf diese Weise pflanzlich zu ernähren. Umgekehrt können bei einer omnivoren Ernährung, die unter anderem durch ein Zuviel an tierischen Produkten gekennzeichnet ist, ebenfalls Nährstoffmängel auftreten. Und hier gibt es einige Nähr- und Inhaltsstoffe, mit denen die Durchschnittsbevölkerung schlechter als die Pflanzenfreunde versorgt ist, beispielsweise bei Folat, Vitamin C, Magnesium oder den Ballaststoffen. Zudem ist gut belegt, dass die heute üblicherweise praktizierte Mischkost mit viel Fleisch, Wurst, gesättigten Fettsäuren, Zucker und Salz das Risiko für zahlreiche ernährungsmitbedingte Krankheiten erhöht.

Auch die Vorstellung, dass eine pflanzliche Ernährungsweise nicht die nötige Energie oder ausreichend Proteine liefern kann, ist längst widerlegt. Aus den vorliegen Untersuchungen – einschließlich unserer eigenen Studien – wissen wir, dass Veganerinnen und Veganer hier sogar am ehesten den Empfehlungen der Deutschen Gesellschaft zur Ernährung (DGE) gerecht werden. Vor allem Hülsenfrüchte, aber auch Getreide, Soja, Nüsse und Samen stellen ausreichend Eiweiß zur Verfügung. Die Kenntnis um die geschickte Kombination dieser Lebensmittel hilft, die biologische Wertigkeit, also die Nutzbarkeit des Proteins im eigenen Körper, zu verbessern.

Ärztinnen und Ärzte, die sich mit veganer Ernährung unvoreingenommen auseinandersetzen und auch eine entsprechende Expertise haben, sind leider rar gesät. Dabei wäre es für vegan lebende Menschen von großem Wert, auch von dieser Seite entsprechende Unterstützung zu erfahren. Vor allem, wenn es um sensible Lebensphasen geht, etwa Schwangerschaft, Stillzeit und Kindheit, ist es wenig hilfreich, in der ärztlichen Beratung ein „sicherheitshalber sollten Sie jetzt Milch und Eier ergänzen“ zu hören. Denn die meisten Veganerinnen und Veganer haben sich aus ethischer Sicht für ihre Ernährungsweise entschieden – und wechseln dann lieber den Arzt als die Ernährung. Umso erfreulicher ist es, dass Markus Kolm mit seinem Kollegen Ronny Tekal nun ein Buch dazu verfasst hat. Durch ihre Erfahrungen bei der medizinischen Beratung von vegan lebenden Menschen kennen sie die häufigsten Fragen und die klassischen Irrtümer rund um das Thema und beantworten sie leicht verständlich und mit einer Prise Humor – ein „Spurenelement“, das auch bei der veganen Ernährung nicht fehlen sollte!

Es zahlt sich aus, sich mit den Grundlagen und besonderen Herausforderungen der Nährstoffversorgung bei pflanzlicher Kost auszukennen. Das vorliegende Buch zeigt sehr schön, worauf es dabei, aus ärztlicher Sicht, ankommt. Besonders wichtig sind in dieser Hinsicht auch die speziellen Anforderungen in bestimmten Lebensphasen, von der Kindheit bis ins hohe Alter, von der Schwangerschaft bis zur Stillzeit, vom Hobbytraining bis zum Spitzensport. Dabei haben die Autoren stets die aktuellen wissenschaftlichen Erkenntnisse im Blick, damit Sie sich hier gut aufgehoben fühlen können.

So wünsche ich allen Leserinnen und Lesern mit dem Buch viel Vergnügen und zahlreiche neue Erkenntnisse, welche Nährstoffe wir im Blick haben sollten, welche Lebensmittel auf den veganen Teller gehören und wie wir den optimalen Gesundheitsnutzen aus einer pflanzlichen Kost herausholen können.

Markus Keller

EIN NACHWORT ZUM VORWORT

Damit wäre schon vieles zum Thema angeteasert. Nun geht es an die Umsetzung. Und wir werden euch nun Stück für Stück all jene Fragen beantworten, die wir in der Praxis, in Bezug auf vegane Ernährung, gestellt bekommen.

Zuvor wollen wir die noch kurz die privaten Türen der Ordination öffnen und in einem kleinen Word-Rap zeigen, welcher Vegan-Mensch hinter dem Vegan-Doc steht.

KEIN FLEISCH – VIELE FRAGEN: VEGAN-DOC MARKUS KOLM (MK) BEI DR. RONNY TEKAL IM INTERVIEW

Warum lebst du vegan?

MK: Ganz klar: aus ethischen Gründen. Mein Ziel ist es, vermeidbares Tierleid zu reduzieren.

Hat dein Beruf als Arzt auch etwas damit zu tun?

MK: Das ist für mich der zweite Grund. Veganer:innen leben in der Regel auch gesünder. Das geht klar aus großen Studien hervor.

Ist „vegetarisch" zu wenig?

MK: Für mich ist auch die Herstellung von Milch und Milchprodukten mit enormem Tierleid verbunden. Man kann es ausblenden und sich denken, dass der Kuh nicht geschadet wird, bei näherer Betrachtung ist es aus meiner Sicht jedoch unethisch. Kühe sind Säugetiere. Da liegt es in der Natur der Sache, dass sie nur Milch nach der Geburt eines Kalbes geben. Die Kälber werden dann von der Mutterkuh getrennt. Wenn es sich um ein männliches Tier handelt, wird es nach sechs Monaten geschlachtet und als Kalbfleisch verkauft. Weibliche Tiere landen ebenfalls in der Milchindustrie. Nimmt die Milchleistung nach etwa fünf Jahren ab, wird auch eine Milchkuh geschlachtet.

Länder wie Österreich produzieren ein Übermaß an Kälbern, so kommt es zum Kälberexport bis in weit entfernte Länder wie der Türkei oder dem Libanon.

Wie stehst du zu veganen Fertigprodukten?

MK: Ich kaufe bewusst alternative Fleischprodukte und andere tierfreie Artikel, auch um zu zeigen, dass dafür eine Nachfrage besteht. Ich sehe den Einkaufszettel als Stimmzettel. Der Markt reagiert auf Nachfrage. Und der Blick auf die Zutatenliste zeigt: Es gibt Produkte mit einem geringen

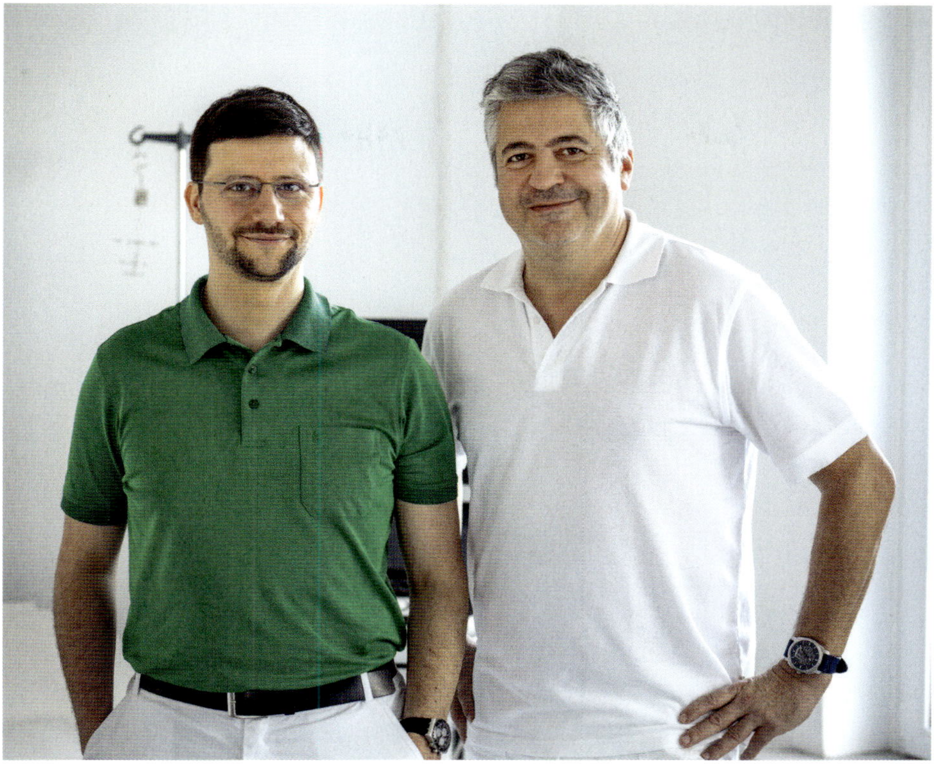

ernährungsphysiologischen Wert. Aber es gibt auch eine Reihe durchaus empfehlenswerter Waren. Bitte nicht alle in einen Topf werfen.

Warum müssen die Alternativprodukte unbedingt so aussehen und so schmecken wie ein Schnitzel oder eine Wurst?

MK: Auch ich bin ernährungsmäßig kulturell und sozial geprägt. Ohne einer ordentlichen Portion Gewürze würden übrigens auch viele Fleischprodukte kaum Abnehmer finden. Mir schmecken die Dinge, die hierzulande als „Hausmannskost" bekannt sind. Nur weil ich aus ethischen Gründen auf tierische Produkte verzichten will, muss ich nicht auch auf Geschmack verzichten.

Gibt es einen Geschmack, den du vermisst?

MK: Sushi und Fisch. Das habe ich geliebt. Allerdings gibt es mittlerweile gute pflanzliche Alternativen, etwa veganen Thunfisch. Gemeinsam mit Sojasauce und den Nori-Blättern für die Maki kommt man da geschmacklich gut hin.

Lebst du auch abseits der Ernährung vegan?

MK: Veganismus beschränkt sich bei mir nicht nur auf meine Ernährung. Ich bin da sehr achtsam. Seit Langem vermeide ich Produkte aus Leder oder Wolle, weil auch dahinter oft großes Tierleid steckt. Selbst beim Kauf eines neuen Autos schaue ich, was im Innenraum verwendet wird. Man sitzt auch auf nicht-tierischen Materialien gut.

Wie militant ist der Vegan-Doc?

MK: Ich betrachte mich nicht als militant. Ich kläre auf, wenn ich gefragt werde. Aber ich dränge niemandem meine Lebensweise auf. Das führt oft zu Widerstand und könnte dem Veganismus schaden. Wenn mir tierische Produkte angeboten werden, lehne ich höflich ab, ohne ungefragt Erklärungen zu leisten.

Dein Tipp: Wie bringt man die Botschaft am besten rüber?

MK: Jede Veränderung erfordert Kraft und die Bereitschaft, sich mit neuen Gewohnheiten auseinanderzusetzen. Wenn ich Ratschläge zum Veganismus gebe, bevorzuge ich einen gemäßigten Ansatz. Ich lade Freunde zum Essen ein und überrasche sie oft mit der Qualität veganer Speisen. Ich glaube, das ist eine gute Methode, um als Vorbild zu wirken und zu zeigen, dass Veränderung möglich ist, ohne radikal zu sein.

Ich beobachte, dass Veganer gerne angefeindet werden. Woran liegt das deiner Meinung nach?

MK: Das Thema Veganismus führt oft zu Ablehnung, weil es Menschen mit ihrem eigenen moralischen Dilemma konfrontiert. Viele bezeichnen sich als tierlieb, konsumieren aber weiterhin tierische Produkte, was ein innerer Widerspruch ist. Ich sehe das eher entspannt, es muss nicht jeder mit meiner Art zu leben einverstanden sein. Aber vielleicht denkt sich jemand: Sieh an, ein Arzt, der selbst vegan lebt – das kann dann so ungesund nicht sein.

Ist es schwer, vegan zu leben?

MK: Jede Veränderung kostet Kraft. Die bis dato erlernte und gewohnte Ernährung abzuändern, bedeutet anfangs einen gewissen Aufwand. Wenn man sich jedoch dazu entschieden hat, keine tierischen Produkte mehr zu konsumieren und man seinen Alltag durch diesen Filter zu sehen beginnt, bieten sich zahlreiche Möglichkeiten. Mit der Zeit kennt man im Supermarkt die Produkte und weiß, wohin man greifen kann.

Warum braucht es einen Vegan-Doc?

MK: Ich zeige, dass eine vegane Ernährungsweise nicht nur möglich, sondern auch gesund ist – wenn man es richtig angeht und weiß, worauf man achten muss. Wie das geht, verrate ich in diesem Buch.

Was wünscht man einem veganen Arzt zum Essen?

MK: Mahlzeit!

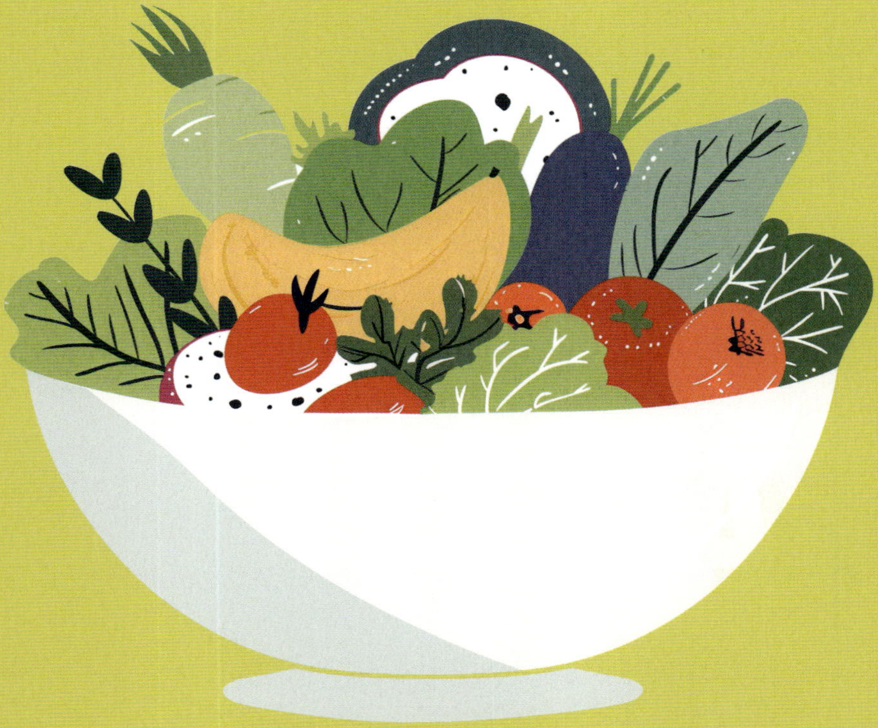

TEIL 1

Eins, zwei, drei, vier – ohne Tier 16
Vegane Ernährung mit vollem Wert 22
Warum ausgerechnet Veggie? 26
Vegan – das ist mir zu teuer 31

VEGAN! WAS STECKT DAHINTER?

EINS, ZWEI, DREI, VIER – OHNE TIER

Vegan ist das neue Vegetarisch

Jede zehnte Person in Deutschland verzichtet mittlerweile auf Fleisch, rund zwei Prozent der hiesigen Bevölkerung ernährt sich gänzlich ohne tierische Produkte. Gerade die Vertreter der Generation Z können sich eine vegetarische oder vegane Lebensweise sehr gut vorstellen und ziehen das – zum Leidwesen besorgter Eltern – auch durch. Zudem greifen immer mehr Flexitarier im Supermarkt zu Fleischalternativprodukten und werfen statt dem Steak aus der Hüfte den Burger aus Erbsen auf den Grill.

Ist vegan lebensgefährlich?

An die Existenz von Vegetarier:innen hat sich die Gesellschaft bereits gewöhnt: Weder beim Bestellen im Gasthaus noch beim Vorstellen bei Hausarzt oder Hausärztin wird man mit vorwurfsvollen Blicken bedacht. Derweil sieht die Situation für vegan lebende Menschen anders aus. Vor allem, wenn es sich um Personen in sensiblen Lebensphasen wie beispielsweise Schwangerschaft, Kindheit oder Jugend (Adoleszenz) handelt. Haben die kritischen Stimmen recht, die behaupten, eine vegane Lebensweise wäre ohne angeschlossene Intensivstation nicht möglich?

Fragen über Fragen

Wer sich entschließt, nicht nur den fleischlichen, sondern auch den anderen tierischen Genüssen abzuschwören, ist mit einer ganzen Reihe unterschiedlichster Fragen konfrontiert: Ist die Versorgung mit potenziell kritischen Nährstoffen, so ganz ohne Fleisch, Eier oder Milch, gewährleistet? Woran erkenne ich mögliche Mangelzustände? Wie kommt man an das lebensnotwendige Vitamin B12? Und sind industriell gefertigte Fleischalternativprodukte tatsächlich die bessere Alternative?

Im Folgenden sollen nun all jene Fragen beantwortet werden, die für vegan lebende Personen – oder solche, die es noch werden wollen – relevant sind. Evidenzbasiert und umfassend, für ein gutes Gewissen nicht nur den Tieren, sondern auch dem eigenen Körper gegenüber.

Was heißt eigentlich „vegan"?

Veganismus beschreibt eine Ernährungsweise, die rein auf pflanzlichen Lebensmitteln basiert. Damit weicht sie von der üblichen westlichen Mischkost ab. Für viele ist Veganismus sogar ein Lebenskonzept, das darauf abzielt, vermeidbares Tierleid zu reduzieren. Die Gruppe der Menschen mit einer veganen Lebensweise ist dabei keineswegs homogen.

Nuancen veganer Ernährung

Einige beschränken sich auf eine Kost, die auf tierische Produkte verzichtet, haben jedoch kein Problem mit edlen Weinen, die womöglich mit der Hilfe von Gelatine geklärt wurden. Hauptbestandteil von Gelatine ist Kollagen – ein Stoff, der in Haut, Knochen oder Bindegeweben von Tieren vorkommt. Hier ist das tierische Lebensmittel nicht im Endprodukt (Wein) zu finden, sondern kommt im Rahmen der Produktion als Hilfsstoff zum Einsatz.

Veganismus wird den „alternativen Ernährungsformen" zugeordnet und unterscheidet sich deutlich von der „Hauptsache-es-schmeckt-Kost".

Andere wiederum achten selbst beim Olivenöl darauf, dass es handverlesen hergestellt wurde, und keine Erntemaschinen den Vögeln nachts die Hölle heiß gemacht haben. Es soll jedoch kein Wettbewerb ausgerufen werden, wer nun der „bessere" Veganer ist.

Die Grundlinie der veganen Ernährung heißt: Vermeidung aller tierischen Produkte, einschließlich Milch, Eier und Honig.

Mehr als Essen & Trinken: Vegan leben

Zum Veganismus gehört auch, generell zu Produkten zu greifen, die schonend mit Lebewesen umgehen. Viele Veganer und Veganerinnen lehnen daher nicht nur Lebensmittel tierischen Ursprungs ab, sondern verzichten auch auf Erzeugnisse wie Leder, Pelz oder Daunen.

- Wolle: Das sogenannte „Mulesing" bei der Gewinnung von Wolle ist eine schmerzhafte Praxis, bei der Schafen Hautstreifen um den Schwanz entfernt werden, um Fliegenbefall zu verhindern. Diese Methode verursacht erhebliche Schmerzen und Stress für die Tiere.
- Seide: Die Herstellung des edlen Stoffes erfordert das Töten von Seidenraupen. Die meisten Seidenarten, insbesondere die weitverbreitete Maulbeerseide, werden produziert, indem die Seidenkokons in kochendes Wasser gelegt werden, um die Raupen zu töten und den Faden unbeschädigt zu entwirren. Pro Kilogramm Seide werden etwa 3000 bis 5000 Raupen getötet.
- Kerzen: Herkömmliche Kerzen enthalten Bienenwachs oder Stearin, das oft aus tierischen Fetten gewonnen wird.
- Kosmetika & Körperpflegeprodukte: Sie werden teilweise an Tieren getestet oder enthalten tierische Stoffe wie etwa Lanolin (aus Schafwolle, auch genannt Wollwachs), Keratin (aus Federn, Hörnern und Wolle), Kollagen (aus Tierknochen und -häuten) oder Karmin (ein Farbstoff aus Cochenilleläusen).
- Medikamente: Im medizinischen Bereich ist die Sache schon schwieriger. Zum einen enthalten viele Präparate Gelatine, Laktose (Milchzucker) oder andere Produkte tierischen Ursprungs, zum anderen sind die Substanzen im Tierversuch getestet worden – und hier geht man mitunter nicht sonderlich zimperlich mit den Lebewesen um. Es ist für Veganer und Veganerinnen eine ethische Zwickmühle. Da jedoch zurzeit in vielen Fällen keine Alternativen zur Verfügung stehen, wäre es medizinisch nicht vertretbar, deshalb auf lebensnotwendige Medikamente zu verzichten.

Es gibt mittlerweile viele Unternehmen und Marken, die sich auf vegane und tierversuchsfreie Produkte spezialisiert haben. Das macht es einfacher, tierfreundliche Entscheidungen zu treffen.

DU BIST, WAS DU ISST: KLEINE VORSTELLUNGSRUNDE

Omnivore (Mischköstler:innen): Essen nicht nur alles quer durch den Gemüsegarten, sondern auch alles quer durch den Tiergarten.

Flexitarier:innen: Essen hauptsächlich vegetarisch, konsumieren aber gelegentlich Fleisch oder Fisch.

Vegetarier:innen: Vermeiden Fleisch und Fisch, konsumieren aber tierische Produkte wie Milch- und Milchprodukte, Eier und Honig. Sie heißen auch Lacto-Ovo-Vegetarier:innen.

Ovo-Vegetarier:innen: Essen Eier, aber keine Milchprodukte.

Lacto-Vegetarier:innen: Essen Milchprodukte, aber keine Eier.

Pesco-Vegetarier:innen: Inkludieren auch Fisch und Meeresfrüchte in ihren Speiseplan.

Semi-Vegetarier:innen: Verzichten auf rotes Fleisch, essen aber Geflügel und Fisch.

Rohkost-Veganer:innen: Essen nur rohe oder minimal erhitzte pflanzliche Lebensmittel.

Frutarier:innen: Essen nur Obst, das natürlich vom Baum oder Strauch fällt, sodass die Pflanze selbst nicht beschädigt wird – Äpfel ja, Karotten nein.

Vegan ist immer gesund! Oder?

Vegan lebende Menschen gelten als die gesünderen Esser. Das liegt zum einen an der pflanzenbasierten Kost, die hier zweifelsfrei – wie zahlreiche Studien belegen – einen gesundheitlichen Vorteil mit sich bringt. Andererseits setzen sich vegane Personen meist intensiv mit Ernährungsthemen auseinander und achten akribisch darauf, was auf ihrem Teller landet. Damit wird die Statistik sicher ein wenig verfälscht, denn wer bewusster isst, lebt nun mal gesünder, egal welche Form der Ernährung bevorzugt wird.

Doch: Vegan ist nicht automatisch gesund. Dennoch wirkt sich alleine der Verzicht auf tierische Produkte und der Einsatz vollwertiger pflanzlicher Nahrungsmittel günstig auf den Organismus aus. Wichtig ist hier, die Betonung liegt auf den Begriffen „vollwertig“ und „abwechslungsreich“.

TIPP VOM VEGAN-DOC

Tierische Produkte aus dem Speiseplan zu verbannen, stellt keine große Herausforderung dar: Der Griff zu Obst, Gemüse, Nüssen, Vollkorngetreide, Hülsenfrüchten und ein Blick auf die Zutatenlisten (sowie Substitution von kritischen Nährstoffen wie beispielsweise Vitamin B12) reichen da meist aus. Dieses Buch soll Veganerinnen und Veganern jedoch dabei helfen, mit den zur Verfügung stehenden Lebensmitteln ausreichend Nährstoffe auf den Teller zu bekommen mit dem Ziel, die eigene Gesundheit zu verbessern. Damit kannst du nicht nur den Tieren, sondern auch dir selbst etwas Gutes tun.

Spezialfall Pudding-Veganer

Du kannst wunderbar nach den Regeln streng veganer Ernährung leben, ohne je einen Ballaststoff zu dir zu nehmen: Täglich eine ordentliche Portion Weißmehl-Tagliatelle mit veganem Käse, dazu ein gut gesüßtes Dessert als Nachtisch und einen Softdrink zum Runterspülen, mag die Tiere verschonen, nicht jedoch deinen Körper. Tatsächlich stellen die „Pudding-Veganer“, wie diese Esser liebevoll despektierlich bezeichnet werden, eine gar nicht so kleine Gruppe dar. Der Anteil von minderwertigen Convenience-Produkten, also industriell vorgefertigtem Essen, ist hier deutlich zu hoch.

STUDIE GEFÄLLIG?

Laut einer Untersuchung des Zentrums für Public Health der MedUni Wien greift rund die Hälfte der österreichischen Veganer:innen allzu gerne zu raffiniertem Getreide, Fertigprodukten mit hohem Öl-, Stärke und Natriumanteil (Salz), Süßigkeiten, Fast Food oder auch Fruchtsäften.

Chips, Cola und Süßspeisen mögen nicht so ausschauen, wie man sich eine vegane Ernährung vorstellt, erfüllen jedoch in vielen Fällen die Kriterien. Und natürlich auch der namensgebende Pudding. Wobei man auch hier den gezuckerten und verpackten Fertigpudding nicht mit dem liebevoll selbst gekochten Schokopudding aus Chiasamen in einen Topf werfen sollte. Bei Letzterem weißt du, was drin ist – und Zusatzstoffe bleiben draußen.

Tatsache: Eine einseitige Kost wird früher oder später Mangelerscheinungen hervorrufen – egal ob vegan, vegetarisch oder omnivor (alles essend).

Du bist, was du isst – also vielfältig und nicht einfältig.

VEGANE ERNÄHRUNG MIT VOLLEM WERT

Vegan alleine sagt noch nichts über die gesundheitliche Qualität der Ernährung aus. Typischerweise ist die westliche Ernährung oft durch einen hohen Energiegehalt (Kalorien) bei gleichzeitig niedriger Nährstoffdichte gekennzeichnet. Anders gesagt: Solch eine Ernährungsweise liefert zu viele Kalorien und ist arm an wichtigen Nährstoffen.

Das kommt dadurch zustande, dass Weißmehlprodukte und gezuckerte Getränke bevorzugt auf den Tellern und in den Gläsern landen.

Was ist eigentlich die Nährstoffdichte?

Die Nährstoffdichte eines Lebensmittels beschreibt das Verhältnis der enthaltenen Nährstoffe (wie Vitamine, Mineralstoffe, Eiweiße, Kohlenhydrate, Fette) zu seinem Kaloriengehalt. Das ist ein wichtiger Indikator für die Qualität eines Lebensmittels. Eine hohe Nährstoffdichte bedeutet: Viele wichtige Nährstoffe bei relativ wenigen Kalorien. Zur Veranschaulichung ziehen wir einen, zugegebenermaßen etwas unfairen, Vergleich der Nährstoffdichten für Ballaststoffe für eine Tomate und ein Croissant. Eine Tomate liefert 1,2 Gramm Ballaststoffe bei 18 Kalorien. Um 1,2 Gramm Ballaststoffe aus Croissants zu erhalten, müsstest du etwa 2680 Kalorien essen. Das entspricht etwa 13 Croissants und sprengt wahrscheinlich dein Tagespensum an Kalorien.

Wertvolle Kost

Dieser „Hauptsache-es-schmeckt-Kost" gegenüber steht die Vollwertkost. Vollwerternährung bedeutet, dass die Lebensmittel möglichst naturbelassen oder nur minimal verarbeitet zum Einsatz kommen, also: frei von Zusatzstoffen wie Konservierungsmitteln, künstlichen Aromen oder Farbstoffen sowie schonend zubereitet, um Vitamine, Mineralien, Ballaststoffe und sekundäre Pflanzenstoffe zu erhalten.

Je mehr du selbst mit frischer Ware kochst, desto eher sind diese Dinge gewährleistet. Außer du bist es gewohnt, dass du beim Kochen selbst Konservierungsmittel, künstliche Aromen oder Farbstoffe hinzufügst. Durch den geringen Grad der Verarbeitung bleiben nicht nur mehr der ursprünglichen Nährstoffe erhalten, sondern es werden auch weniger ungesunde Fette, Salze oder Zucker beigemengt, die oft in hochverarbeiteten Lebensmitteln zu finden sind.

Hauptsache-es-schmeckt-Kost liefert zu viele Kalorien und zu wenige Nährstoffe.

Vegane Vollwert-Ernährung

- basiert überwiegend auf pflanzlichen, gering verarbeiteten Lebensmitteln, also Gemüse, Obst, Vollkornprodukten, Kartoffeln, Hülsenfrüchten ...
- bevorzugt nachhaltige Erzeugnisse aus ökologischer Landwirtschaft.
- legt einen Schwerpunkt auf regionale und saisonale Produkte.
- favorisiert Lebensmittel aus fairem Handel.
- fördert soziale und ökologische Verantwortung.

Eine vegane Ernährung allein ist also nicht automatisch die gesündere, nachhaltigere Wahl. Schauen wir uns das mal im Detail an.

Gesundheitlich wertlos? Das klassische Fast-Food-Menü im Fokus

Burger, Pommes frites, Softdrink – diese Kombination wird heiß geliebt, auch von Veganer:innen. Doch diese Lebensmittel enthalten oft reichlich Fett und Zucker und bieten wenig Vitamine, Mineral- und Ballaststoffe. Also: viele Kalorien, wenig Nährstoffe. Das kann zu einer Schieflage zwischen Nährstoffbilanz und Kalorien führen. Auf Dauer ist das gesundheitsschädlich. So weit, so bekannt – und das hat noch nicht einmal etwas mit veganer Kost zu tun. Langfristig kann das zur Entwicklung von Übergewicht oder Adipositas beitragen.

STUDIE GEFÄLLIG?

In der wissenschaftlichen Fachzeitschrift Lancet erschien 2017 eine große Übersichtsstudie zur weltweiten Entwicklung von Übergewicht. Die Autor:innen empfehlen als Strategie gegen Übergewicht, mehr Vollkornprodukte, Obst und Gemüse zu essen. Also: pflanzenbasiert mit hoher Nährstoffdichte gegen Übergewicht.

Gesundheitlich wertvoll: Salat und Gemüse

Blattgemüse wie Pak Choi oder Grünkohl, auch Blattsalate sind kalorienarm, aber sehr reich an Vitaminen (zum Beispiel Vitamin A, C, K), Mineralstoffen (Eisen, Kalzium), Antioxidantien (pflanzliche Powerstoffe) und Ballaststoffen. Sie bieten eine Fülle an Nährstoffen, die für die Gesundheit lebenswichtig sind, ohne dabei zur Gewichtszunahme beizutragen. Hier gilt das Motto: Wenig Kalorien, viele Nährstoffe.

Aber: Wirst du mit Salat und Grünkohl satt und glücklich? Nein? Dann greif doch mal auf Hülsenfrüchte zurück. Im Supermarkt fristen sie eher ein Schattendasein, doch es zahlt es sich als Veganer:in durchaus aus, dort regelmäßig vorbeizuschauen: Linsen, Bohnen und Kichererbsen sind eine hervorragende Quelle für pflanzliches Eiweiß. Das macht sie zu einer idealen Alternative zu Fleisch, insbesondere in vegetarischen und veganen Ernährungsweisen. Sie sind reich an Ballaststoffen, die die Verdauung unterstützen, und an Eiweiß, das, wie Ballaststoffe auch, ein langanhaltendes Sättigungsgefühl fördert. Auch Soja gehört zu den Hülsenfrüchten: Probier doch mal Tofu oder Tempeh (fermentierte Sojabohnen) aus.

Die Königsdisziplin: Von wertlos zu Vollwert

Während das klassische Menü aus Burger, Pommes frites und Softdrink gesundheitlich bescheiden ausfällt, ist die gesundheitliche Alternative aus Salat und Hülsenfrüchten eine bescheidene Alternative für alle, die Lust auf Burger haben. Was also tun? Lebenslanges Burgerverbot?

Definitiv „nein!“ Mit Verboten lässt sich eine ausgewogene Ernährung nicht erfolgreich gestalten. Gegen den gelegentlichen Genuss des klassischen Menüs ist nichts einzuwenden. Wenn du jedoch regelmäßig Burger, Fritten und gezuckerte Getränke auf deinem Tablett hast, kannst du damit deiner Gesundheit schaden. Probier' doch mal das Menü neu zu denken – großer, gemischter Salat statt Pommes? Ein Burgerpatty aus Linsen oder Kichererbsen, am besten selbst gemacht. Und statt pappiger Weißmehlbrötchen einfach mal zu einer vollwertigeren Variante greifen. Na, wie wäre das?

Und wenn du aus geschmacklichen Gründen gelegentlich auf Fleischalternativprodukte zurückgreifen möchtest, schau am besten genau auf die Zutatenliste und Nährwerttabelle auf der Packung. Es gibt bei den Produkten eine große Bandbreite, Unterschiede, Vor- und Nachteile.

WARUM AUSGERECHNET VEGGIE?

Auch wenn sich in den letzten Jahren einiges verändert hat, ist die typisch vegan lebende Person nach wie vor im Durchschnitt meist jung, weiblich und urban. Das nährt die Vorurteile, dass man es hier mit gut betuchten „Picky Eatern“ (mäklige Esser) zu tun hat. Ein Vorurteil, denn vegane Kost muss nicht teurer als Mischkost sein, sofern regelmäßig vollwertige Zutaten wie Hülsenfrüchte und Vollkornprodukte statt Fertigprodukten zubereitet werden. Und mit einem heiklen Essverhalten hat Veganismus kaum was gemein. Aber worum geht es dann?

Ist das so ein Spleen? Motive für Veganismus

Die Motivation von Veganerinnen und Veganern basiert meist auf Empathie und dem Wunsch, Tierleid zu vermeiden. Sich und anderen das Leben schwer zu machen gehört hingegen definitiv nicht zu den Beweggründen für eine pflanzliche Ernährung.

Soziale und kulturelle Faktoren: Role-Models: Die Eltern, die Peer-Group oder Jutta und Torsten von Instagram

Die Auswahl von Lebensmitteln wird maßgeblich von den ökonomischen Bedingungen des jeweiligen Landes oder der jeweiligen Region, dem Einkommen sowie dem Wohnort beeinflusst. Kulturelle und soziale Faktoren spielen dabei ebenso eine Rolle wie das Bildungsniveau, wie soziologische Erhebungen zeigen.

Bei der Auswahl von Lebensmitteln orientieren sich Menschen oft an dem, was in einer bestimmten Kultur gesellschaftlich verbreitet und akzeptiert ist. Und eine Gruppe Jugendlicher in einer Stadtrandsiedlung hat naturgemäß ein anderes Konsumverhalten als ein Haushalt der gehobenen Mittelschicht eines hippen Stadtviertels. Das schlägt sich auch in den Daten zur veganen Ernährung nieder.

GÄNGIGE GRÜNDE FÜR VEGANISMUS:

- Ethik
- Umweltschutz
- Ökologie
- Religiöser Glaube
- Gesundheit

Familie, Freunde, Influencer

Wie viele menschliche Einstellungen und Verhaltensweisen, ist die Ernährung aber auch erlernt. Wichtige Bezugspersonen wie Eltern, Großeltern, Lehrern, die „Peer-Group" (Freund:innen, Mitschüler:innen), aber auch Vorbilder und Idole machen es vor. Und wenn sie es gut machen, so folgt man ihnen auch gerne. Über die sozialen Medien kann man sich an prominenten Veganerinnen und Veganern ebenso orientieren wie an Influencern auf Instagram, Tik Tok, Youtube und Co.

Gesundheit & Vorsorge

Es gibt zahlreiche nachgewiesene Vorteile einer pflanzenbasierten Kost. Verschiedene Untersuchungen zeigen: Eine vollwertige, abwechslungsreiche, pflanzenbasierte Ernährungsweise hat großes präventives sowie therapeutisches Potenzial im Hinblick auf nicht übertragbare Krankheiten wie Übergewicht, Bluthochdruck, Fettstoffwechselstörungen sowie Diabetes mellitus.

Argumente besorgter Eltern, Mediziner oder Kritiker des Veganismus, man würde im wahrsten Sinn des Wortes „vom Fleisch fallen", sind aus wissenschaftlicher Sicht also nicht zu halten. Das sieht man in den Studien. Das sieht man in der Praxis.

Vollwert-Veganer leben insgesamt gesünder. Nicht nur, weil sie sich meist mehr Gedanken darüber machen, was sie essen, sondern auch weil das, was sie essen, vergleichsweise die gesündere Variante ist.

Auch ein Grund: Vegan fürs Klima

Wem es zu viel ist, neben dem Ansinnen, Tierleid vermeiden zu können, auch noch das Gefühl zu haben, den ganzen Planeten retten zu müssen, sei gesagt: Jedes nicht konsumierte Tierprodukt hilft, die Welt diesbezüglich ein wenig besser zu machen.

Das lässt sich durchaus belegen. Auch wenn man bezüglich des ökologischen Fußabdruckes sicherlich diskutieren kann, dass die regionale Milch vom Biobauern besser abschneidet als die Avocado aus Peru, ist die vegane Lebensweise eine, die die Ressourcen des Planeten schont. Das leistet sie:

- Weniger klimaschädliche Treibhausgase
- Weniger Landverbrauch
- Weniger Wasserverbrauch
- Erhalt der Biodiversität (Artenvielfalt)
- Vermeidung der Überfischung
- Reduktion der Umweltbelastung (z.B. Gülle) durch Verzicht auf Nutztierhaltung

Klimaschutz beginnt in der Küche

Tatsächlich lassen sich, laut Deutschem Umweltbundesamt, durch eine vegane Lebensweise zwischen 38 und 52 Prozent ernährungsbedingte Treibhausgasemissionen einsparen. Ist es nicht ein gutes Gefühl, in der eigenen Küche die globale Situation verbessern zu können? Vegan essen ist eine Möglichkeit, die Gesundheit der Menschen mit dem Wohl unseres Planeten in Einklang zu bringen. Und wenn wir schon dabei sind, lass uns doch mal einen Blick auf den Teller werfen:

Immerhin werden, laut Ernährungs- und Landwirtschaftsorganisation der Vereinten Nationen (FAO) pro Jahr weltweit deutlich mehr als 900 Millionen Tonnen Milch, 11 Millionen Tonnen Butter und 80 Millionen Tonnen Eier konsumiert. Die ökologische Bilanz ist verheerend, vor allem in Bezug auf:

- Wasserverbrauch: 1 Kilogramm Rindfleisch benötigt etwa 15.000 Liter Wasser.
- CO2-Emission (Kohlenstoffdioxid): Rund 15 Prozent der von Menschen erzeugten klimaschädlichen Gase stammen aus der Haltung von über 88 Milliarden Tieren weltweit. Das ist ein größerer klimaschädlicher Impact, als der globale Verkehr ausmacht.
- Landnutzung: 70 Prozent aller globalen Ackerflächen werden für Weidehaltung oder Tierfutter anstelle von Lebensmittelerzeugung verwendet.
- Biodiversität: Die gigantischen Monokulturen in den Anbaugebieten führen zu einem Verlust der Artenvielfalt. Zahlreiche Tier- und Pflanzenarten sterben aus.
- Abholzung: Über 80.000 Quadratkilometer (etwa die Fläche Österreichs) tropischer Regenwald werden der Tierzucht jährlich geopfert – auf Kosten der Artenvielfalt und des weltweiten Klimas.

TIPP VOM VEGAN-DOC

Die Abholzung der Regenwälder erfolgt in erster Linie für den Anbau von Soja als Futtermittel für Tiere, vor allem derer in Massentierhaltung – und nicht, wie oft fälschlicherweise angenommen, für vegane Pflanzendrinks und Fleischalternativprodukte. Mittlerweile gibt es auch Soja aus der EU. Sogar in Österreich wird die Ölpflanze angebaut. Wenn du auf Nummer sicher gehen willst, greife einfach zu (Bio-)Produkten mit Soja aus Österreich oder der EU.

Rettet die Tiere – rettet die Menschen

2019 wurde von der EAT-Lancet-Kommission, einem Zusammenschluss internationaler Experten aus den Bereichen Ernährung, Gesundheit, Nachhaltigkeit, Landwirtschaft und Politik, eine richtungsweisende Studie veröffentlicht: Die „Planetary Health Diet" beschreibt einen Ernährungsplan, mit dem sich die Menschheit im Jahr 2050 – bei einer voraussichtlichen Bevölkerungszahl von etwa 10 Milliarden Menschen – gesund ernähren kann, während sie gleichzeitig die Umweltressourcen so schonend wie möglich nutzt.

Der Ernährungsplan für eine gute Zukunft (Planetary Health Diet) sieht eine starke Reduktion tierischer Produkte zugunsten von Obst, Gemüse, Nüssen, Vollkornprodukten, Hülsenfrüchten und ungesättigten Fetten vor.

Planetary Health Diet – genug für alle

In einigen geografisch und landwirtschaftlich schwierigen Gebieten, wie den Bergregionen Nepals, mag eine Umstellung auf pflanzenbasierte Ernährung schwierig sein. Für die Mehrheit der Menschen würde jedoch, wie von der EAT-Lancet-Kommission vorgeschlagen, eine überwiegend pflanzliche Kost sowohl quantitativ als auch qualitativ ausreichend Nahrung sicherstellen. Man muss kein Genie in Mathe sein, um zu erkennen: Es ist genug für alle da, wenn man es richtig angeht.

Trendwende in Sicht

Die Trendwende macht sich vorrangig in den Industrieländern bemerkbar. Vor allem junge Menschen treiben diesen Wandel voran. Das spiegelt sich in den sozialen Medien und der zunehmenden Verfügbarkeit pflanzlicher Produkte im Handel wider. In Deutschland und Österreich haben sich die Zahlen der Veganer im Vergleich zu früheren Jahren verdoppelt.

VEGAN – DAS IST MIR ZU TEUER

Man würde meinen, ein veganer Lebensstil sei kostspielig. Und wirft man einen Blick auf die Etiketten pflanzlicher Fleischalternativprodukte, so kann einem das Seitan-Würstchen schon mal vor lauter Schreck im Hals stecken bleiben.

Kosten im Vergleich

Doch man muss den Vergleich etwas fairer gestalten: Denn Hülsenfrüchte sind weitaus günstiger. In Kombination mit Vollkorngetreide oder Vollkornreis ergibt das eine sehr nährstoffreiche – und kostengünstige – Kombination. Wenn du auf gering verarbeitete Lebensmittel zurückgreifst, ist vegane Kost nicht teuer.

2022 hat das gemeinnützige Forschungsinstitut für pflanzenbasierte Ernährung (IFPE) anhand von 20 deutschen Lieblingsgerichten die vegane der omnivoren Ernährungsweise gegenübergestellt. Die Kosten einer nachhaltigen, pflanzenbasierten Kost schlagen hier um bis zu 30 Prozent weniger zu Buche. Stellt man gleichwertige Produkte einander gegenüber, legt man ohne tierische Lebensmittel immer weniger Geld ab.

Dass Nahrungsmittel in guter Qualität dennoch teuer sind und das gute Gewissen im Supermarkt immer seinen Preis hat, ist ein anderes Kapitel.

GESUND UND SICHER VEGAN

„Vegan" bedeutet ausschließlich pflanzliche Lebensmittel zu konsumieren. Ziel einer vollwertigen veganen Ernährung ist ausreichend Nährstoffe auf den Teller zu bekommen, Tierleid zu vermeiden und die eigene sowie die planetare Gesundheit zu schützen. Das klappt am besten, indem du möglichst oft selbst kochst und weitestgehend auf Fertiggerichte verzichtest. Dann ist eine vegane Ernährung auch nicht teurer, sondern, im Gegenteil, sogar günstiger als ein Speiseplan, auf dem auch tierische Produkte stehen.

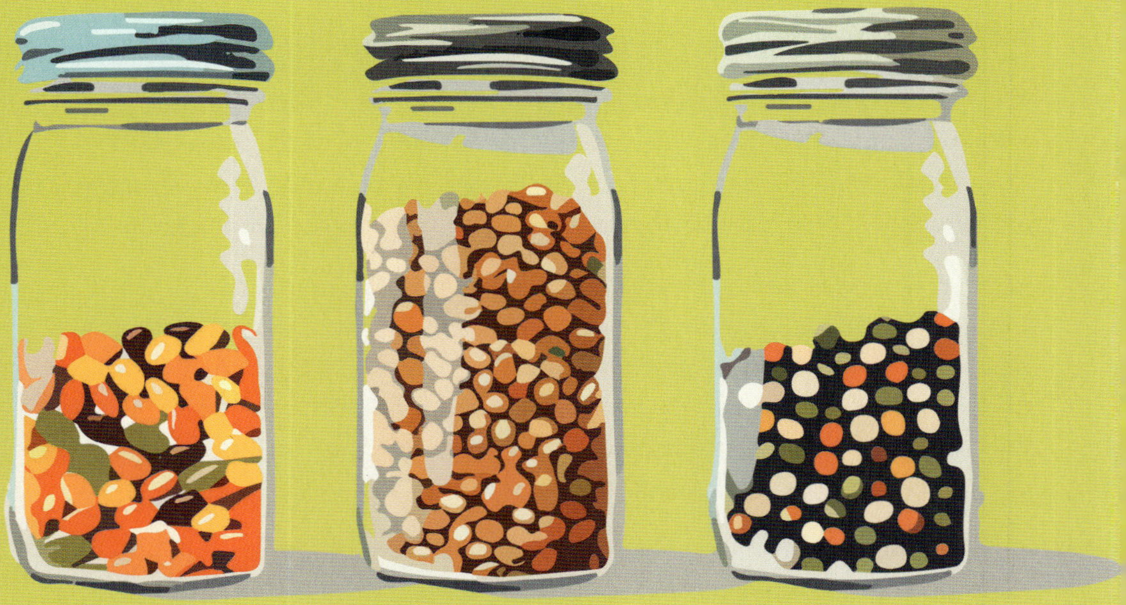

TEIL 2

Wie gesund ist vegane Ernährung wirklich? 34
Makronährstoffe 37
Mikronährstoffe 56
Sinnvolle Laborwerte bei veganer Ernährung 82

REISE DURCH DIE WELT DER NÄHRSTOFFE

WIE GESUND IST VEGANE ERNÄHRUNG WIRKLICH?

Um das Thema vegane Ernährung ranken sich zahlreiche Mythen und Falschinformationen. Vorurteile und Missverständnisse halten sich hartnäckig.

Selbst Ärzt:innen sind nicht immer firm mit der sehr speziellen Materie und raten oft lieber von einer rein pflanzlichen Ernährung ab.

Clever planen – Gesundheit fördern

Im Medizinstudium meist stiefmütterlich behandelt, braucht es sehr viel an persönlichem Engagement, um hier eine Expertise zu erlangen. Sieht man sich dabei die aktuellen Positionspapiere der großen internationalen Ernährungsgesellschaften an, so stellen sie, bei aller Zurückhaltung, klar:

Eine gut geplante und abwechslungsreiche vegane Ernährung kann gesund und bedarfsdeckend sein.

Nimmt man die zahlreichen Studien zu diesem Thema her, so lässt sich sagen, dass eine ausreichende Versorgung mit allen kritischen Nährstoffen (ausgenommen Vitamin B12) auch bei einer veganen Ernährung durchaus möglich ist und die Ernährung sogar gesundheitsförderlich sein kann, sofern diese gut geplant und korrekt umgesetzt ist. Wichtig dabei: eine bewusste Lebensmittelauswahl und -kombination sowie die Nutzung von angereicherten Produkten und eventuell die Einnahme von spezifischen Nahrungsergänzungsmitteln. Für eine optimale Nährstoffversorgung ist es außerdem hilfreich, gegebenenfalls fachkundige Ernährungsberatung in Anspruch zu nehmen.

Vegan leben ist heute einfacher

Viele Sorgen in Bezug auf eine Mangelversorgung beziehen sich auf eine Zeit, als sich die vegane Ernährung oft auf das Weglassen von Nahrungsmitteln aus tierischen Quellen beschränkte. Dennoch: Pflanzliche Ernährung (aber auch jede andere Kostform) kann zu Mangelerscheinungen (und damit auch

Erkrankungen) führen, wenn du kritische Nährstoffe vernachlässigst. Neben Vitamin B12 solltest du auch andere Bestandteile im Fokus behalten.

Sonst kann es passieren, dass du mit gesundheitlichen Problemen zu kämpfen hast, trotz einer veganen – also vermeintlich automatisch gesunden – Kost.

Wenn du eines der folgenden Symptome bemerkst, kann es an einer unzureichenden Zufuhr bestimmter kritischer Nährstoffe liegen.

- Tagesmüdigkeit und Erschöpfung
- Kältegefühl
- Leistungsminderung
- Kreislaufprobleme und Schwindelgefühl
- Erhöhte Infektneigung
- Depressive Stimmungslage oder Stimmungsschwankungen
- Brüchige Nägel
- Eingerissene Mundwinkel
- Haarausfall
- Schmerzen in der Muskulatur und den Gelenken
- Muskelzittern
- Kribbeln oder Sensibilitätsstörungen
- Wachstumsstörungen
- Appetitlosigkeit

All dies sind sehr unspezifische Symptome, hinter denen neben Nährstoffmangel auch andere Erkrankungen stecken können. Daher: bitte ärztlich abklären lassen.

TIPP VOM VEGAN-DOC

Nicht immer liegt „nur" oder ausschließlich ein Nährstoffmangel zugrunde. Doch es lohnt sich, deinen pflanzlichen Speiseplan etwas genauer unter die Lupe zu nehmen, bevor du deinen Körper von oben bis unten durchscannen lässt.

Was sind „kritische“ Nährstoffe?

Nährstoffe, bei denen bei bestimmten Ernährungsweisen oder -umständen ein erhöhtes Risiko für einen Mangel besteht, nennt man kritische Nährstoffe. Diese sind nicht immer gleich. Sondern sie variieren in Abhängigkeit von den folgenden Faktoren:

- Ernährungsform
- Alter
- Gesundheitszustand
- Lebensphase (z.B. Schwangerschaft, Kindheit oder Jugend)

Bei einer veganen oder vegetarischen Ernährung beispielsweise gelten die Vitamine und Mineralstoffe oft als kritische Nährstoffe, deren Hauptquellen in der Regel tierische Produkte sind. Die pflanzlichen Formen dieser Nährstoffe stehen im Verdacht, vom Körper weniger effizient genutzt zu werden, oder sie sind in geringerer Konzentration enthalten. Dies entspricht jedoch nicht den aktuellen Erkenntnissen, die zeigen, dass auch die rein pflanzenbasierte Ernährung eine ausreichende Versorgung mit diesen kritischen Nährstoffen – bis auf Vitamin B12 – gewährleistet.

TIPP VOM VEGAN-DOC

Achte darauf, dass du deinen Kalorienbedarf über deine Ernährung deckst, also ausreichend isst und trinkst (isokalorische Ernährung). Zum anderen sollte eine breite Palette vollwertiger Lebensmittel (ernährungsphysiologisch reichhaltig) wie Vollkornprodukte, Hülsenfrüchte einschließlich Sojaprodukten, Obst, Gemüse, Nüsse, Samen und pflanzliche Öle (vorzugsweise aus Lein- und Walnüssen) regelmäßig auf deinem Teller landen.

MAKRONÄHRSTOFFE

Wenn du in Bezug auf dein Essverhalten nicht nur die Speisekarte, sondern auch die Zutatenliste studierst, wirst du um Begriffe wie Makro- und Mikronährstoffe nicht herumkommen. Kurz auch als Makros und Mikros bezeichnet, umfassen sie all jene Nährstoffe, die über die Nahrung in unserem Körper aufgenommen werden.

Makronährstoffe sind die Hauptbestandteile unserer Ernährung, die in größeren Mengen benötigt werden, um Energie zu liefern und den Körper zu versorgen. Du hast bestimmt schon von ihnen gehört. Sie heißen:

- Fette
- Eiweiße (Protein)
- Kohlenhydrate

Nährstoffe im Blick

Zu den Fetten gehören auch die Omega-3-Fettsäuren, die wir uns gleich im Detail ansehen, weil sie zu den kritischen Nährstoffen gehören. Eiweiße werden ebenfalls kritisch betrachtet. Zu den Kohlenhydraten gehören die gesundheitsfördernden Ballaststoffe sowie Zucker, der ebenfalls kritisch beäugt wird, wenn auch aus anderen gesundheitlichen Gründen. Hier ist nicht eine Unterversorgung, sondern eher das „Zuviel" ein Problem.

Mikronährstoffe hingegen sind Nährstoffe, die in kleineren Mengen im Körper benötigt werden.

Fette

Fette, auch als Lipide bekannt, sind wichtige Energielieferanten und der größte Energiespeicher im Körper. Die früher etablierte flapsige Formulierung „Fett macht fett" ist heute – nicht nur aus Gründen der Formulierung – so nicht mehr haltbar. Die Idee, dass nur Fett zu einer Gewichtszunahme führt, ist nicht korrekt, da vor allem auch Kohlenhydrate schnell in Energiereserven umgewandelt werden können. Wenn zu wenig Energie vorhanden ist, kann der Körper diese Speicher nutzen.

Tatsächlich sind Fette besser als ihr Ruf, da sie lebenswichtige Funktionen im Körper erfüllen, wie die Energieversorgung und als Bausteine der die Körperzellen umgebende Schutzschicht. Sie unterstützen die Aufnahme fettlöslicher Vitamine (A, D, E und K) und sind Quellen essenzieller Fettsäuren.

Unterschiedlich wertvoll

Uns ist wichtig zu betonen, dass nicht alle Fettquellen gleichwertig sind. Ernährungsphysiologisch wertvolle Fettquellen, wie pflanzliche Öle und fettreiche Fische (Lachs, Hering), zeichnen sich durch einen hohen Anteil an gesundheitsfördernden einfach und mehrfach ungesättigten Fettsäuren aus. Im Gegensatz dazu enthalten manche tierische Produkte sowie Kokos- und Palmkernfett vorwiegend gesättigte Fettsäuren, die gesundheitlich ungünstiger zu bewerten sind – darüber sind sich alle großen medizinischen Fachgesellschaften einig und empfehlen eine Reduktion von insbesondere gesättigten Fettsäuren. Es ist entscheidend, Fett nicht generell zu verteufeln, sondern vielmehr die Qualität der Fettquellen zu beachten und gesunde Fette in Maßen zu konsumieren.

Besonders beachtenswert: Omega-3-Fettsäuren

Zu den besonders wertvollen Fettsäuren zählen die Omega-3-Fettsäuren. Sie haben verschiedene wichtige Funktionen im Körper:

- Bereits im Mutterleib helfen sie, das Gehirn und die Augen des Babys zu entwickeln.
- Sie unterstützen das Denken und die Sehkraft.
- Forschungen legen positive Effekte auf die mentale Gesundheit nahe.

- Forschungen sehen eine unterstützende Wirkung bei der Bekämpfung psychischer Krankheiten.
- Sie wirken entzündungslindernd.

Kleine Vorstellungsrunde

- Eicosapenthaensäure (EPA) und Docosahexaensäure (DHA) gehören zu den Omega-3-Fettsäuren. Sie werden als halb-essenziell bezeichnet, weil der Körper sie unter bestimmten Voraussetzungen selbst herstellen kann.
- Alpha-Linolensäure (ALA) ist eine essenzielle Omega-3-Fettsäure. Du musst sie mit der Nahrung zuführen.
- Linolsäure gehört auch zu den essenziellen Fettsäuren, ist allerdings eine Omega-6-Fettsäure. Isst du davon (im Verhältnis zu Alpha-Linolensäure) zu viel, kann das deine Omega-3-Versorgung behindern.

Omega-3-Fettsäuren: Ein kritischer Nährstoff?

In der pflanzlichen Ernährung gelten sie als kritischer Nährstoff. Denn: Wenn es um Omega-3-Fettsäuren geht, denken die meisten an Kaltwasserfische als ideale Quelle. Tatsächlich kommen diese gesunden Fette ursprünglich von winzigen Algen. Fische fressen diese Algen oder fressen kleinere Tiere (Krill), die wiederum zuvor Algen gefressen haben, und so gelangen die Omega-3-Fettsäuren in Lachs, Hering und Makrele.

Du musst also nicht unbedingt Fisch essen, um an diese wichtigen Fettsäuren zu kommen.

Aufnehmen ohne Umweg

Einige der winzigen Algen (Mikroalgen) sind besonders reich an Omega-3-Fettsäuren. Diese Mikroalgen bieten eine nachhaltige Alternative zu Fisch oder Fischöl, da sie in kontrollierten Umgebungen gezüchtet werden können. Das verringert die Überfischung und die Belastung der Meeresökosysteme. Du bekommst sie beispielsweise in Kapselform.

TIPP VOM VEGAN-DOC

Du kannst EPA und DHA, die sonst oft über Fisch oder Fischölkapseln aufgenommen werden, auch durch Mikroalgenöl zu dir nehmen.

Es ist als flüssiges Öl und in Kapselform verfügbar. Wenn du dich für Kapseln entscheidest, sind täglich etwa 100 bis 300 Milligramm DHA pro Kapsel sinnvoll. Dabei sollte das Verhältnis von EPA zu DHA zwischen 2:1 und 1:2 liegen.

Zum Beispiel sind Kapseln mit 125 Milligramm EPA und 250 Milligramm DHA gut für Erwachsene, die sich vegan ernähren.

Gute Quelle: Angereichertes Pflanzenöl

Außerdem wird heutzutage manches Pflanzenöl, beispielsweise Leinöl, zusätzlich mit Omega-3-Fettsäuren (DHA und EPA) aus Algen angereichert. Damit können die Kaltwasserfische ihr Omega-3 getrost für sich behalten und du trägst nichts zur Überfischung der Meere bei.

Körpereigene Omega-3-Fabrik

Übrigens ist unser Körper in der Lage, EPA und DHA selbst herzustellen, wenn bestimmte Bedingungen erfüllt sind. Dafür benötigt er allerdings die Omega-3-Fettsäure ALA in ausreichender Menge. Folgende Lebensmittel sind gute Quellen für eine Versorgung mit ALA:

- Leinsamen und Leinöl
- Walnüsse und Walnussöl
- Hanfsamen und Hanföl
- Chiasamen und Chiaöl
- Rapsöl

Vorsicht bei Linolsäure

Linolsäure zählt zu den Omega-6-Fettsäuren. Zu viel dieser Fettsäure, beispielsweise aus Ölen wie Sonnenblumenöl oder Maiskeimöl und Fertigprodukten, kann allerdings schlecht für die Gesundheit sein, besonders wenn man nicht genug ALA zu sich nimmt. Denn ein Zuviel an Linolsäure kann die Umwandlung von ALA in die wichtigen Omega-3-Fettsäuren EPA und DHA stören. Das liegt daran, dass ALA und Linolsäure dieselben Enzyme benötigen. Wenn also Linolsäure in zu hohem Ausmaß vorhanden ist, haben die Enzyme viel zu tun und können sich nicht so gut um die Umwandlung von ALA in EPA und DHA kümmern. Die körpereigene Omega-3-Fabrik kann nicht gut weiterarbeiten, weil ihr sozusagen das Personal fehlt. Dennoch ist auch Linolsäure wichtig für den Körper, nur eben nicht zu viel davon.

Omega-3 und Omega-6: Nicht immer das beste Verhältnis

Früher bekamen Menschen durch ihre Ernährung gleich viele Omega-6- und Omega-3-Fettsäuren, also ein Verhältnis von 1:1. Durch heutige Essgewohnheiten hat sich dieses Gleichgewicht allerdings verschoben. So nehmen wir mit typisch westlicher Kost viel mehr Omega-6-Fettsäuren auf, vor allem durch Sonnenblumen- und Maiskeimöl oder auch Fertigprodukte, die diese Öle enthalten. Das Verhältnis liegt jetzt bei etwa 10:1 bis 25:1. Das bedeutet, wir nehmen viel weniger Omega-3-Fettsäuren im Vergleich zu Omega-6 zu uns.

TIPP VOM VEGAN-DOC

Für das ideale Verhältnis der Fettsäuren sollte das regelmäßig auf deinem Speiseplan stehen:

1. Nüsse (v.a. Walnüsse)

2. Samen (v.a. geschrotete Leinsamen, Chiasamen, Hanfsamen)

3. wertvolle Öle (z.B. Lein-, Chia-, Raps- und Walnussöl)

Läuft wie geschmiert

So sitzen auch omnivor lebende Personen einem Irrtum auf, wenn sie meinen, durch Fisch ihre Omega-3-Aufnahme zu optimieren, wenn sie den Fisch dazu ordentlich in Sonnenblumenöl (Omega-6) ausbraten. Doch auch Veganer sollten ein besonderes Augenmerk auf diese Fette haben, da durch die hohe Aufnahme von Omega-6, etwa über Öle (Sonnenblume, Maiskeim, Kürbiskern), die Bildung von wichtigen Omega-3-Fettsäuren im Körper gestört wird. Hier geht es um das richtige Maß. Idealerweise beträgt das Verhältnis von Omega-6 zu Omega-3 in deiner Ernährung höchstens 5:1. Je weniger Linolsäure du aufnimmst, desto besser funktioniert die körpereigene Omega-3-Fabrik.

Zu viel Omega-6 ist schlecht für die Gesundheit

Omega-6-Fettsäuren in deutlichem Ungleichgewicht legen nicht nur die Omega-3-Fabrik lahm. Sie fördern auch die Produktion von Arachidonsäure. Und das wirkt sich negativ auf die Gesundheit aus. Denn ein deutliches Übermaß an Arachidonsäure fördert entzündliche Prozesse im Organismus und damit die Entstehung von Herz-Kreislauf-Erkrankungen oder Arthritis.

Nährstoff	Funktion im Körper	Täglicher Bedarf	Gute Quellen	Fördert die Aufnahme	Hemmt die Aufnahme
Omega-3-Fettsäuren	- Unterstützen die Herzgesundheit und die Gehirnfunktion - Lindern Entzündungen	Erwachsene: 1,1–1,6 Gramm (ALA)	Leinsamen, Chiasamen, Hanfsamen, Walnüsse, Algenöl	Antioxidantien, z.B. Vitamin E, erhöhen die Stabilität der Fettsäuren	Übermäßige Aufnahme von Omega-6-Fettsäuren (aus bestimmten Pflanzenölen) hemmen die Konversionsrate

ZUSAMMENGEFASST: OMEGA-3- LEICHT GEMACHT

Schon oft gehört, für uns trotzdem nur ein Mythos: Omega-3-Fettsäuren kann man nur durch den Verzehr von fettem Fisch aufnehmen! Tatsächlich stammen diese wertvollen Fettsäuren ursprünglich aus Mikroalgen, die von bestimmten Fischarten gefressen werden und so über den Fisch zum Menschen gelangen.
Du kannst dir diese wichtigen Nährstoffe auch direkt holen, ohne auf Fisch zurückzugreifen.

Setze regelmäßig auf ALA-reiche Lebensmittel wie Walnüsse, geschrotete Leinsamen und Chiasamen. Auch pflanzliche Öle wie Raps-, Lein- und Walnussöl sind hervorragende Quellen.
Nutze Omega-6-reiche Lebensmittel wie Sonnenblumen-, Maiskeim- oder Kürbiskernöl in Maßen.

Besonders in sensiblen Lebensphasen wie Schwangerschaft, Stillzeit oder im Kindesalter ist es wichtig, EPA und DHA über Mikroalgenöl zu ergänzen.
Auf diese Weise stellst du sicher, dass du und deine Familie optimal mit den notwendigen Omega-3-Fettsäuren versorgt seid.

Protein

Proteine, auch Eiweiße genannt, sind komplexe Moleküle, die aus Aminosäureketten bestehen. Das sind die Einzelbausteine eines jeden Eiweißes. Neun dieser Einzelbausteine (Aminosäuren) sind essenziell, du musst sie über die Nahrung zuführen, damit dein Organismus sie nutzen kann. Eiweiße haben verschiedene Funktionen im Körper, darunter:

- den Aufbau von Gewebe wie Muskeln, Haaren und Nägeln
- die Bildung von Enzymen, Hormonen und Transportproteinen
- die Stärkung von Knochen, Sehnen und Bändern
- Aufbau von Muskelmasse

Fleisch macht Fleisch – Lauch macht Lauch?

„Nur Fleisch macht Fleisch“ ist ein in der Kraftsportszene geflügeltes Wort, das zeigen soll: Wer nur Lauch zu sich nimmt, wird auch so aussehen – eine Spitze, die gerne gegen Veganer:innen gerichtet wird. Gemeint ist, dass der Körper Protein aus tierischen Quellen vermeintlich besser verwerten kann. Fakt ist: Tierische Produkte wie Fleisch und Fisch gelten als gute Quelle für Aminosäuren (Eiweiß-Bausteine).

Mit der Kraft der Pflanzen

Auf den ersten Blick würde man Eiweiß wahrscheinlich auch eher ins Reich der Tiere einordnen: Ei, Milch oder Fleisch gelten als die bekanntesten Klassiker auf dem Teller. Dennoch haben vegan lebende Personen diesbezüglich kein Nachsehen. Im Gegenteil: Pflanzliche Quellen wie Nüsse, Getreide, Samen und vor allem auch Hülsenfrüchte (z.B. Soja, Linsen) sind hervorragende Protein-Lieferanten.

STUDIE GEFÄLLIG?

Schon 1946 zeigte der US-amerikanische Ernährungswissenschaftler Mark Hegsted, dass man auch mit rein pflanzlicher Kost eine ausreichende Menge Protein aufnehmen kann. Dies zeigt sich durch eine positive Stickstoffbilanz im Körper. Auch neuere Studien bestätigen, dass Menschen, die sich vegan ernähren, im Durchschnitt genug Protein zu sich nehmen.

Wie viel Protein brauche ich?

Erwachsene sollten täglich 0,8 Gramm Protein pro Kilogramm ihres Körpergewichts zu sich nehmen, während Personen über 65 Jahre 1 Gramm pro Kilogramm brauchen. Diese Empfehlungen basieren auf Studien, die zeigen, wie viel Eiweiß im Durchschnitt benötigt wird. Diesen Werten wird anschließend noch etwas obendrauf gegeben – als Sicherheitszuschlag.

Obwohl Menschen, die sich vegan ernähren, in der Regel genug Protein bekommen, erreichen manche nicht die empfohlene Menge.

Wichtig: Genug Kalorien

Zum Beispiel bekamen in einer deutschen Studie etwa ein Drittel der Männer und mehr als ein Drittel der Frauen nicht genug Eiweiß. Dies lag hauptsächlich daran, dass einige Teilnehmer insgesamt nicht genug Kalorien zu sich nahmen. Das unterstreicht, wie wichtig es ist, genug zu essen, um den Proteinbedarf auf ausschließlich pflanzlicher Basis zu decken.

Bei einer veganen Ernährung ist eine geringere Kalorienaufnahme oft mit einer niedrigeren Proteinzufuhr verbunden.

Wichtig für eine gute Versorgung: Die Proteinqualität

Um festzustellen, wie gut wir das Protein aus unserem Essen in körpereigenes Protein umwandeln können, nutzen Wissenschaftler und Ernährungsexperten verschiedene Maßstäbe. Am verbreitetsten ist hierzulande die sogenannte „biologische Wertigkeit“. Sie ist eine Maßzahl, die aussagt, wie effektiv ein Protein aus der Nahrung zur Bildung von körpereigenem Protein herangezogen werden kann.

Das ist so, als würde man einem Eiweiß Noten dafür geben, wie gut es vom Körper in eigene Muskeln umgewandelt werden kann.

Das Hühnerei wird dabei als Referenzwert mit einer Punktzahl von 100 hergenommen. Es ist quasi der Eiweißdiamant, an dem sich andere Lebensmittel messen lassen müssen.

Tatsächlich finden sich auf den ersten 5 Plätzen tierische Lebensmittel. So rangiert das gerne als perfekte Proteinquelle ins Rennen geführte Rindfleisch bei 85, Kuhmilch bei etwa 82 Punkten.

Doch auch bei den nicht-tierischen Produkten sind die Werte überraschend gut: Sojamehl erreicht zum Beispiel 84 Punkte, während Weizen eher im hinteren Mittelfeld mit 59 Punkten landet. Dass pflanzliche Proteinquellen eher weiter hinten rangieren, liegt am Aminosäureprofil.

Proteine und ihre Zusammensetzung

Da jedes Eiweiß so etwas wie einen eigenes Rezept an Aminosäuren (Bausteinen) hat, ergänzen sie einander. Manch eine Zutat in diesem Rezept gibt es nur in geringer Menge, dieses nennt man die „limitierende Aminosäure“. Es ist, als ob das Eiweiß in einem bestimmten Fach nicht so gut wäre und deshalb die Gesamtnote runterzieht. Es ist nicht so, dass das Eiweiß schlecht ist; es braucht einfach einen Partner, der mehr von der Zutat in geringer Menge mitbringt.

TIPP VOM VEGAN-DOC

Getreide ist eigentlich ein guter Eiweißlieferant, aber Lysin, eine wichtige Aminosäure, steckt darin nur in geringen Mengen. Hülsenfrüchte haben viel Lysin, aber nur wenig von der Aminosäure Methionin. Wenn du beide zusammenbringst, ergänzen sie sich perfekt.

Pflanzliches Eiweiß: Stark im Team

Wenn du klug verschiedene pflanzliche Eiweißquellen miteinander mischst, lässt sich ein Team bilden, das in etwa gleich stark ist wie das Protein aus dem Hühnerei. Nehmen wir Bohnen (73) und Mais (72): Einzeln dem Ei unterlegen, erhalten sie zusammen die Topbewertung von 99 Punkten.

Und so kannst du durch das Kombinieren von verschiedenen Eiweißquellen – wie Getreide und Hülsenfrüchte – eine Art Super-Eiweiß-Team erstellen, das dir hilft, stärker und gesünder zu werden. Durch geschickte Kombination lässt sich die biologische Wertigkeit erhöhen – auch jenseits der 100.

Du musst die verschiedenen Proteinquellen übrigens nicht unbedingt in einer Mahlzeit kombinieren; es ist auch okay, sie über den Tag verteilt zu essen.

Gut versorgt mit Eiweiß

Um deinen Proteinbedarf mit pflanzlicher Ernährung zu decken, sind (Vollkorn-)Getreide und Getreideprodukte, wie Quinoa, Amarant, Reis und Couscous, Hülsenfrüchte, zum Beispiel Kichererbsen, Bohnen, Linsen und Lupinen sowie daraus hergestellte Produkte, wie Tofu, Tempeh (fermentierte Sojabohnen im Block), Sojaprotein in Texturform (Sojaschnetzel) und Fleischalternativprodukte aus Soja oder Lupinen, Nüsse und Samen besonders gute Proteinquellen.

So stellst du sicher, ausreichend Protein aus Pflanzen zu bekommen

1. Iss abwechslungsreich und integriere viele Hülsenfrüchte, Getreideprodukte und Nüsse in deine Mahlzeiten. Diese Lebensmittel ergänzen sich mit ihren unterschiedlichen Aminosäuren-Zusammensetzungen (den Bausteinen der Proteine) gegenseitig.
2. Achte darauf, genug Kalorien zu dir zu nehmen. Mindestens 10 Prozent deiner täglichen Energiezufuhr sollte aus Proteinen bestehen, egal ob du dich pflanzlich oder anders ernährst.

Nährstoff	Funktion im Körper	Täglicher Bedarf	Gute Quellen	Fördert die Aufnahme	Hemmt die Aufnahme
Protein	Wichtig für: - Muskelaufbau, - Baustein von Enzymen, Hormonen, - Immunabwehr	Erwachsene: 0,8 Gramm pro Kilogramm Körpergewicht	Hülsenfrüchte (Linsen, Kichererbsen), Tofu, Tempeh, Seitan, Nüsse, Samen, Quinoa, Haferflocken	Kombination verschiedener Pflanzenproteine (z.B. Bohnen und Reis)	Phytate (in Hülsenfrüchten und Vollkornprodukten) Zellwandstruktur pflanzlicher Proteinquellen, Ballaststoffe, Nahrungsbegleitstoffe wie Phytate, Trypsininhibitoren, etc.

Top 4 der pfanzlichen Proteinquellen

#1 HÜLSENFRÜCHTE

Linsen, Bohnen, Erbsen und Kichererbsen – sie alle gehören zu den Hülsenfrüchten. Du kannst sie getrocknet oder teilweise vorgegart in der Konserve kaufen. Zusätzlich zu Eiweiß enthalten Hülsenfrüchte reichlich Ballaststoffe sowie B-Vitamine. Linsen und Kichererbsen sind zudem Eisen- und Zink-Lieferanten.

#2 BESONDERE HÜLSENFRUCHT – SOJA

Soja enthält als einzige pflanzliche Eiweißquelle alle essenziellen Aminosäuren. Das macht die Bohne zu einer wertvollen Proteinquelle, besonders in Kombination mit Getreide. Soja ist Ausgangsbasis für eiweißreiche Produkte wie Tofu oder Tempeh. Frische Sojabohnen heißen Edamame und können wie Kichererbsen verwendet werden. Es gibt sie geschält in der Frischetheke oder auch tiefgekühlt.

#3 GETREIDE

Getreide enthält neben Eiweiß und Ballaststoffen auch Mineralien, vor allem die Vollkornvariante. Vollkorngetreide enthält aber auch Phytate, die die Aufnahme von Eisen und Zink hemmen. Die Milchsäurebakterien im Sauerteig schaffen Abhilfe – probier' doch mal ein Vollkorn-Sauerteigbrot.

#4 NÜSSE, KERNE UND SAMEN

Sie enthalten neben Eiweiß jede Menge anderer Nähr- und Ballaststoffe sowie ungesättigte Fettsäuren. Besonders proteinreich sind Erdnuss-, Kürbis- und Sonnenblumenkerne. Goldbraun in einer fettfreien Pfanne geröstet schmecken Nüsse und Kerne extra aromatisch.

Kohlenhydrate

Kohlenhydrate sind eine wichtige Nährstoffgruppe, die dem Körper Energie liefert. Sie kommen in Form von Zucker, Stärke und Ballaststoffen in verschiedenen Lebensmitteln vor.

Einfach und schnell …

Es gibt einfache Kohlenhydrate wie Glukose (Traubenzucker) und Fruktose (Fruchtzucker), die schnell verdaut werden und schnelle Energie liefern.

… oder komplex und langanhaltend

Komplexe Kohlenhydrate wie Stärke werden langsamer verdaut und geben über einen längeren Zeitraum Energie frei. Stärke kommt beispielsweise in Lebensmitteln wie Brot, Reis und Nudeln vor. Ballaststoffe gehören ebenfalls zu den Kohlenhydraten. Sie sind wichtig für die Verdauung und die Sättigung und kommen in Lebensmitteln wie Gemüse, Obst, Hülsenfrüchten und Vollkornprodukten vor. Sie unterstützen eine langsame Verdauung und verzögerte Energiefreisetzung.

Besser ganz ohne Kohlenhydrate?

Daher ist die Auffassung „Ohne Kohlenhydrate lebt es sich gesünder" verkürzt und unrichtig, da damit auf wichtige Nähr- und Ballaststoffe verzichtet wird. Es kommt stets auf ihre Qualität an. Kohlenhydrate an sich sind nicht schlecht, aber es ist entscheidend welche du wählst. Ballaststoffreiche Quellen wie Vollkornprodukte, Haferflocken und Hülsenfrüchte sind wertvoller als ballaststoffarme Quellen. Es macht einen großen Unterschied, ob du ein Produkt aus Auszugsmehl konsumierst oder eins aus vollem Korn – für deinen Blutzucker, für dein Mikrobiom (Darmbakterien), für das Körpergewicht, für die notwendige Zufuhr kritischer Nährstoffe.

Ballaststoffarme weiße Tagliatelle und Vollkorn-Linguini sind, nicht nur von der Form, zwei völlig verschiedene Paar Schuhe, besser gesagt Nudeln.

DIE SACHE MIT DEM ZUCKER

Zucker ist zwar vegan und damit kein Hindernis für vegan lebende Menschen. Das Thema ist dennoch mit viel Unsicherheit verknüpft. Die Deutsche Gesellschaft für Ernährung (DGE) empfiehlt, weniger Zucker zu konsumieren. Gemeint ist freier Zucker, also zugesetzter Zucker in Lebensmitteln und Gerichten sowie natürlich vorkommender Zucker in Honig, Sirupen, Säften und Saftkonzentraten. Denn so gesund Obst in seiner natürlichen, unverarbeiteten Form auch ist – konzentriert in kleinen Smoothie-Fläschchen sieht die Sache schon etwas anders aus. Hinzugefügter Zucker liefert leere Kalorien, aber wenig bis gar keine Nährstoffe. In verarbeiteten Lebensmitteln ist er besonders oft zu finden:

- Süßigkeiten
- Gebäck
- Müsli und Zerealien
- Saucen (Ketchup, Salsa-Sauce)
- Brot und Backwaren
- Fertiggerichte
- Smoothies, Softdrinks und andere gesüßte Getränke

Vorsicht vor Zuviel

Experten warnen vor einer übermäßigen Zuckerzufuhr, insbesondere durch zuckergesüßte Getränke, da diese mit Gesundheitsproblemen wie Typ-2-Diabetes, Adipositas und Herz-Kreislauf-Erkrankungen verbunden ist. Die DGE empfiehlt, den Konsum von freiem Zucker auf maximal 10 Prozent der Gesamtenergiemenge zu begrenzen. Für den europäischen Durchschnittskonsumenten bedeutet das eine Reduktion des Zuckerverzehrs um mindestens ein Viertel.

So entdeckst du den „versteckten" Zucker

Zucker kann sich in vielen Fertigprodukten verstecken, insbesondere in solchen, die als „fettreduziert" beworben werden.

Bei der Überprüfung der Zutatenliste solltest du auf folgende Begriffe achten:

- Glukose oder Glukosesirup
- Fruktose oder Fruktosesirup
- Laktose

- Maissirup
- Saccharose
- Maltodextrin
- Dextrose
- Honig
- Ahornsirup

Das sind nur einige der Begriffe, hinter denen sich Zucker versteckt. Insgesamt gibt es über 70 Bezeichnungen, die in Zutatenlisten auftauchen und in anderen Worten nichts anderes bedeuten als „Zucker".

Gibt Klarheit: Die Nährwerttabelle

In der Nährwerttabelle auf der Verpackung wird der Zuckergehalt pro 100 Gramm und häufig auch pro Portion angegeben. Die Nährwertangaben enthalten dabei den Gesamtzuckergehalt des Produkts, einschließlich natürlich vorkommender und zugesetzter Zuckerarten (freier Zucker).

TIPP VOM VEGAN-DOC

Die WHO (World Health Organisation, Weltgesundheitsorganisation) empfiehlt einem durchschnittlichen Erwachsenen maximal 50 Gramm Zucker pro Tag. Das entspricht 10 Teelöffeln. Wenn du dein (Soja)-Joghurt-Dessert auf einen Blick zuckermäßig einordnen möchtest, empfehle ich dir folgende Faustformel:

- Ein Gehalt von etwa 5 Gramm Zucker pro 100 Gramm ist moderat.
- Ein Gehalt von 6 – 9 Gramm Zucker pro 100 Gramm ist akzeptabel.
- Ein Gehalt zwischen 10 und 15 Gramm – da muss man schon von zuckerreich sprechen.

Denn bei einer Portion von 250 Gramm zuckerreichem Dessert hast du damit fast das empfohlene Tageslimit der WHO erreicht.
Idee: Iss ein Stück Obst zu deinem gezuckerten Dessert. Das tut deinem Blutzuckerspiegel gut.

Ballaststoffe

Ballaststoffe sind Teile von Pflanzen, die unser Körper nicht vollständig verdauen kann. Normalerweise wird Nahrung im Dünndarm mithilfe von Verdauungsenzymen abgebaut. Wenn aber Kost in den Darm gelangt, für die unser Körper keine Enzyme hat, gelangt sie unverdaut in den Dickdarm. Der Begriff Ballaststoffe wurde früher verwendet, um diese Nahrungsbestandteile als unnötig zu kennzeichnen. Heute nennt man sie auch Nahrungsfasern oder Nichtstärke-Polysaccharide (NSP).

Zwei unterschiedliche Arten

Konkret sind Ballaststoffe Zuckerarten. Eine Ausnahme bildet Lignin, das in Holz oder auch in Früchten vorkommt. Im Gegensatz zu anderen Kohlenhydraten können sie nicht im Darm in ihre Einzelteile zerlegt werden.

Ballaststoffe lassen sich in zwei Gruppen einteilen:

3. Lösliche Verbindungen, die viel Wasser binden können. Dazu gehören Pektin oder Leinsamenschleimstoffe.
4. Verbindungen, die wenig Flüssigkeit binden. Dazu gehören Zellulose oder auch Lignin.

Bonus statt Ballast

Wenn du regelmäßig ballaststoffreiche Lebensmittel isst, kann das viele positive Effekte im Körper haben. So hilft eine ballaststoffreiche Ernährung, ein normales Körpergewicht zu halten, Diabetes Typ II zu vermeiden und das Risiko von Übergewicht oder Fettleibigkeit zu verringern. Warum? Ballaststoffreiche Lebensmittel haben eine niedrigere Energiedichte. Außerdem sorgen Samen, Nüsse, Haferflocken, Vollkornbrot, Obst und Gemüse für ein schnelleres Sättigungsgefühl und können Hungergefühle reduzieren. Daher lautet eine Faustregel:

Mindestens 30 Gramm Ballaststoffe a day keeps the doctor away!

Beachtlich: Was Ballaststoffe alles können

#1 MACHEN SCHNELLER SATT

Ballaststoffreiche Lebensmittel binden Wasser, quellen dadurch auf und füllen den Magen. Das lässt dich früher spüren, dass du satt bist. Außerdem können Ballaststoffe die Bildung bestimmter Hormone im Verdauungstrakt beeinflussen, die das Sättigungsgefühl regulieren.

#2 SIND GUT GEGEN DIABETES

Ballaststoffreiche Ernährung senkt das Risiko für Diabetes mellitus. Oder verbessert einen bereits bestehenden Diabetes. Übergewicht oder Fettleibigkeit sind Hauptrisikofaktoren für Diabetes. Ballaststoffreiche, pflanzliche Lebensmittel helfen Übergewicht zu vermeiden.

#3 STÄRKEN DIE INSULINFUNKTION

Regelmäßiger Ballaststoffverzehr trägt dazu bei, die Insulinsensitivität zu erhalten oder zu verbessern. Insulinsensitivität beschreibt, wie gut deine Körperzellen auf Insulin reagieren. Eine gute Insulinsensitivität ist wichtig, um den Blutzuckerspiegel zu regulieren und Diabetes vorzubeugen oder zu verbessern. Ballaststoffe können die Insulinsensitivität stärken, indem sie die Verdauung verlangsamen und zu einem gleichmäßigeren Anstieg des Blutzuckerspiegels führen. Außerdem haben Ballaststoffe positive Auswirkungen auf GLP-1, ein Hormon, das ebenfalls die Insulinsensitivität beeinflusst. GLP-1 erlangte übrigens jüngst Bekanntheit als Hormon der „Abnehmspritze".

#4 FÖRDERN KURZKETTIGE FETTSÄUREN

Ballaststoffe unterstützen die Entstehung kurzkettiger Fettsäuren im Dickdarm. Diese beeinflussen unter anderem das Sättigungsgefühl (machen länger satt), verbessern die Insulinfunktion und wirken entzündungshemmend. Außerdem sinkt durch die Bildung von kurzkettigen Fettsäuren der pH-Wert im Darm. Das fördert das Wachstum guter Bakterien und hemmt die Vermehrung schädlicher Keime. Die kurzkettige Fettsäure Butyrat ist eine wichtige Energiequelle für die Darmwandzellen und trägt zur Stärkung der Darmbarriere bei. Das senkt das Darmkrebsrisiko.

#5 UNTERSTÜTZEN DIE VERDAUUNG

Lösliche Ballaststoffe werden von Bakterien im Dickdarm anaerob (ohne Sauerstoff) abgebaut. Das führt zu einem Anstieg der nützlichen Darmbakterien wie Bifidobakterien und Lactobacillus – ein gutes Zeichen für eine gesunde Darmflora (Mikrobiom). Unlösliche Ballaststoffe wirken ebenfalls positiv: Sie erhöhen das Stuhlgewicht und fördern so die Darmbewegungen. Das verringert das Risiko für chronische Verstopfung, und schädliche Stoffe werden schneller ausgeschieden – ein Schutzfaktor vor Darmkrebs. Bestimmte Ballaststoffe wie Psyllium in Flohsamenschalen und grobe Weizenkleie sind besonders wirksam.

#6 SIND NATÜRLICHE CHOLESTERINSENKER

Ballaststoffe binden Gallensäuren und sorgen dafür, dass mehr davon mit dem Stuhl ausgeschieden statt wieder in den Körper aufgenommen werden.

Wenn jedoch mehr Gallensäuren ausgeschieden werden, muss der Körper auch mehr Gallensäuren produzieren. Dafür benötigt er unter anderem Cholesterin – der Cholesterinspiegel sinkt.

MIKRONÄHRSTOFFE

Sie unterstützen eine Vielzahl von Stoffwechselprozessen und halten den Laden am Laufen. Zu den Mikronährstoffen gehören Vitamine und Mineralstoffe. Hier werfen wir einen Blick auf die Stoffe, denen du bei einer pflanzlichen Ernährung besondere Beachtung schenken solltest.

Mineralstoffe

Der Glaube, dass eine vegane Ernährung zu einem Mangel an wichtigen Mikronährstoffen, insbesondere Eisen, führt, hält sich hartnäckig. Mit einer Vielzahl von Mineralstoffen bist du in einer pflanzlichen Ernährung jedoch ausgezeichnet versorgt. Es gibt ein paar, die als „kritisch" eingeordnet werden. Das bedeutet, dass die Aufnahme über tierische Lebensmittel einfacher funktioniert. Vegan klappt es trotzdem, und wir zeigen dir wie.

Eisen

Eisen ist wichtig für die Sauerstoffversorgung, ist an zahlreichen Stoffwechselvorgängen sowie der Immunabwehr beteiligt.

Viele denken immer noch, dass der Verzehr von Fleisch notwendig ist, um den Körper mit genügend Eisen zu versorgen.

Wusstest du, dass nicht Fleisch, sondern pflanzliche Lebensmittel die primäre Eisenquelle darstellen?

Eisen wird weder von Menschen noch von Tieren selbst produziert und gelangt daher über die Nahrung in den Körper. Weil Eisen in der Photosynthese eine Rolle spielt, kommt es in vielen Pflanzen vor. Über die Nahrungskette gelangt es ins Tier und reichert sich dort in Form von Hämoglobin an.

Tierisches vs. pflanzliches Eisen

Der Unterschied besteht lediglich in der etwas besseren Aufnahme. Stammt das Eisen aus pflanzlichen Quellen, so liegt es als dreiwertige Form („Nicht-Hämeisen") vor, aus tierischen Quellen als zweiwertige Form („Hämeisen"). Unser Darm verfügt über spezielle Andockstellen für zweiwertiges Eisen (aus tierischen Lebensmitteln). Daher können wir das besser aufnehmen und tun uns leichter, es zu verwenden.

Eisenversorgung

So ist es wenig überraschend, dass vegan lebende Personen oft einen niedrigeren Eisenstatus haben. Kleine Bemerkung am Rand: Das verweist nicht unbedingt auf einen Mangel. Ebenso wenig ist ein höherer Eisenstatus nicht unbedingt gleichzusetzen mit einem gesundheitlichen Vorteil. Auch ein Zuviel an Eisen ist schlecht!

Studien zeigen, dass Veganer:innen mit einer nährstoffreichen Ernährung, die eisenreiche Lebensmittel einschließt, eine höhere Eisenzufuhr erreichen können als Mischköstler:innen. Obwohl pflanzliches Eisen weniger gut verfügbar ist, finden sich bei Veganer:innen nicht häufiger Eisenmangelanämien als bei Menschen, die andere Ernährungsformen praktizieren. Übersichtsarbeiten zeigen sogar, dass die tägliche Zufuhr von Eisen bei veganer Kost höher ist als bei der üblichen Mischkost. Vorausgesetzt die Kost ist intelligent zusammengesetzt, inklusive Eisen-Booster.

Gute Eisenquellen

Um deinen Eisenbedarf zu decken, sind folgende pflanzliche Lebensmittel gut geeignet:

- Vollkornprodukte (wie Brot, Nudeln, Reis, Quinoa, Haferflocken)
- Hülsenfrüchte (wie Linsen, Bohnen, Kichererbsen)
- Sojaprodukte wie Sojafleisch (Tofu)
- Nüsse und Samen (wie Kürbiskerne, Sonnenblumenkerne, Leinsamen, Sesam)
- grünes Blattgemüse (wie Grünkohl, Rucola)
- bestimmte Trockenfrüchte (wie Pfirsiche, Aprikosen, Bananen, Datteln)

Um die Aufnahme der Mineralien aus diesen Lebensmitteln zu verbessern, solltest du sie zusammen mit Obst und Gemüse essen. Und um die Eisenaufnahme nicht zu behindern, solltest du Kaffee und Tee nicht direkt vor oder nach eisenreichen Mahlzeiten trinken.

Top oder Flop? So klappt's mit der Eisenaufnahme

Durch geschickte Kombination mit Vitamin C oder Beta-Carotin kannst du die Eisenaufnahme boostern und deinen Eisenstatus verbessern. Umgekehrt gibt es bei pflanzlicher Kost auch ein paar Spaßbremsen in Bezug auf die Eisenaufnahme, da sie diese behindern.

TIPP VOM VEGAN-DOC

Egal ob Veganer:innen oder Mischköstler:innen, egal ob du Eisen über die Nahrung aufnimmst oder durch orale Eisenpräparate: Halte einen kulinarischen Abstand von mindestens einer Stunde zu Speisen und Getränken, die die Eisenaufnahme verringern könnten.

Das reduziert die Eisenaufnahme

Meide diese Lebensmittel eine Stunde vor, während und nach der Eisenaufnahme.

- Mit Kalzium angereicherte Drinks oder Nahrungsergänzungsmittel (allerdings erst sehr hohe Dosen von mindestens 500 Milligramm)
- Schwarzer und grüner Tee (enthält Eisenhemmer Tannine und Polyphenole)
- Kaffee (enthält Eisenhemmer Chlorogensäure und Polyphenole)
- Zink und Kalzium in hohen Dosen (als Nahrungsergänzungsmittel)
- Phytinsäure

Übrigens: Phytinsäure lässt sich durch Keimen, Einweichen oder Fermentation reduzieren.

Das boostert die Eisenaufnahme

Diese Lebensmittel helfen dir während der Mahlzeit Eisen besser aufzunehmen.

- Zitrusfrüchte oder deren Saft wie Orangen- oder Zitronensaft (enthalten Eisen-Booster Vitamin C und Zitronensäure)
- Beeren, etwa Johannisbeeren (enthalten Eisen-Booster Vitamin C)
- Paprika, Brokkoli, Grünkohl (enthalten Eisen-Booster Vitamin C)
- Weintrauben, Quitten, Stachelbeeren, unreife Äpfel (enthalten Eisen-Booster Äpfelsäure)
- Karotten, Süßkartoffeln (enthalten Eisen-Booster Beta-Carotin)

Gekonnt kombiniert

Wenn du eisenreiche Mahlzeiten mit Eisen-Boostern kombinierst, steigerst du die Eisenaufnahme. Nutze für dein Porridge mit eisenreichen Haferflocken am besten Sojadrink und kombiniere dazu frisches Obst. Einweichen von Hülsenfrüchten reduziert deren Phytatgehalt, kombiniert mit Vitamin C-reichem Gemüse wie Grünkohl oder Paprika kannst du sie als perfekte Eisenquelle nutzen.

Nährstoff	Funktion im Körper	Täglicher Bedarf	Gute Quellen	Fördert die Aufnahme	Hemmt die Aufnahme
Eisen	Wichtig für: - Sauerstoffversorgung - Stoffwechsel - Immunabwehr	Erwachsene: 11 Milligramm (Männer), 16 Milligramm (Frauen) (DGE)	Haferflocken, Hirse, Linsen, Kichererbsen, Kürbiskerne, Sesamsamen, Spinat, getrocknete Aprikosen, Quinoa	Vitamin C (Paprika, Erdbeeren, Grünkohl, Brokkoli)	Phytate (in Hülsenfrüchten und Vollkornprodukten), Kalzium (in hoher Dosierung), Polyphenole (in Kaffee und Tee)

Zink

Zink ist ein Metall, das für viele biologische Funktionen im Körper wichtig ist, wie die Wundheilung und das Immunsystem. Es wird in Proteine und Enzyme eingebaut und spielt eine Rolle bei der Steuerung von Genen. Ein Mangel kann sich in den klassischen Symptomen Haarausfall, Hautprobleme und Infektanfälligkeit zeigen, aber auch zu einer verzögerten Wundheilung führen. Zinkmangel ist ein weltweites Problem, von dem etwa zwei Milliarden Menschen betroffen sind.

In der Natur kommt es hauptsächlich in Mineralien und Erzen vor, findet sich aber auch in vielen Lebensmitteln wie Fleisch, Nüssen und einigen Meeresfrüchten. Denn: Pflanzen und Tiere brauchen Zink, das für ihr Wachstum und ihre Fortpflanzung wichtig ist.

Bodenständige Zinkgehalte?

Wie viel Zink eine Pflanze aufnimmt, hängt stark vom Zinkgehalt des Bodens ab, auf dem sie wächst. In Europa enthalten landwirtschaftlich genutzte Böden unterschiedlich viel Zink – je nachdem, wie kalkhältig die Böden sind, wie viel es regnet und welche Temperaturen vorherrschen. In Deutschland, Österreich und der Schweiz haben die meisten landwirtschaftlichen Böden einen mittleren Zinkgehalt, es gibt aber auch Gebiete mit niedrigem Zinkgehalt. Wenn Böden verdichtet sind und Pflanzenwurzeln sich nicht gut ausbreiten können, nimmt die Pflanze weniger Zink auf.

Deshalb ist es wichtig, egal ob man sich pflanzlich oder mit tierischen Produkten ernährt, auf eine ausreichende Zinkzufuhr zu achten.

Gute Zinkquellen

Um deinen Zinkbedarf zu decken, sind folgende pflanzliche Lebensmittel gut geeignet:

- Vollkornprodukte
- Haferflocken
- Hülsenfrüchte (Sojabohnen, Linsen)
- Nüsse, Kerne und Samen (Kürbiskerne, Sonnenblumenkerne, Sesam)

Tatsächlich wird Zink aus tierischen Lebensmitteln vom Körper besser aufgenommen als aus pflanzlichen. Das liegt daran, dass Pflanzen oft Phytinsäure enthalten, die Zink bindet und die Aufnahme erschwert.

Gekonnt kombiniert

Wenn du zinkreiche Mahlzeiten mit Zink-Boostern kombinierst und Zinkhemmer meidest, kannst du dich ausreichend mit Zink versorgen.

Zinkhemmer stecken hauptsächlich in Kaffee und Tee (Tannine). Daher ist es ratsam, zwischen einer Mahlzeit, die reich an Zink ist, und dem Hafer-Latte-Macchiato eine zeitliche Lücke zu lassen.

Zink-Booster stecken in Zitrusfrüchten, Weintrauben, Stachelbeeren, Quitten oder fermentiertem Gemüse (Zitronensäure, Äpfelsäure, Milchsäure).

Nährstoff	Funktion im Körper	Täglicher Bedarf	Gute Quellen	Fördert die Aufnahme	Hemmt die Aufnahme
Zink	Unterstützung von: - Immunsystem - Wundheilung - DNA-Synthese	Erwachsene: 7–10 Milligramm (Frauen), 11–16 Milligramm (Männer) je nach Menge an Phytaten	Kürbiskerne, Sesamsamen, Linsen, Kichererbsen, Quinoa, Haferflocken	Phytinsäurearme Zubereitungsmethoden (Einweichen, Keimen, Fermentieren), organische Säuren	Phytate (in Vollkornprodukten), Tannine (in Kaffee/Tee)

Kalzium

Kalzium ist ein wichtiges Mineral, das vor allem für die Knochen- und Zahnbildung benötigt wird. Es spielt aber auch eine entscheidende Rolle bei der Übertragung von Nervensignalen, der Muskeltätigkeit und der Blutgerinnung.

War man früher der Auffassung, dass das tägliche Glas Milch die Knochen auf Dauer stärkt, so gilt das vor allem um die Zeit vor Erreichen der höchsten Knochendichte, dem „Peak Bone Mass“, mit etwa 30 Lebensjahren. Mindestens genauso wichtig ist jedoch die tägliche Turnstunde.

Was ist nun mit der Milch?

Bis zu diesem Zeitpunkt (30 Jahre) ist im Kindes-, Jugend- und jungen Erwachsenenalter unbedingt auf eine entsprechend hohe Kalziumzufuhr zu achten.

Denn neben Vitamin D braucht es nun mal unbedingt dieses Element, um die Knochenstruktur gut aufzubauen. Allerdings: Auch mit einer rein pflanzenbasierten Ernährung lässt sich die erforderliche Kalziumzufuhr bewerkstelligen.

Knochen als wichtiger Speicher

Fast das gesamte Kalzium des Körpers, mehr als 99 Prozent, befindet sich in den Knochen. Diese dienen nicht nur als Stütze für den Körper, sondern auch als eine Art Speicher für Kalzium. Die restliche Menge Kalzium steckt in Zellen und Blutplasma, wo es größtenteils an Proteine gebunden ist. Nur ein kleiner Teil des Kalziums zirkuliert als frei nutzbares ionisiertes Kalzium im Blut.

Wie viel ist genug?

Ziel ist es sicherzustellen, dass der Körper genug Kalzium bekommt:

1. Die Deutsche Gesellschaft für Ernährung (DGE) empfiehlt Erwachsenen etwa 1000 Milligramm pro Tag. Diese Empfehlung beruht auf Untersuchungen, die zeigen, dass eine tägliche Zufuhr von 714 Milligramm zu neutralen Kalziumbilanzen führt.

2. Im Gegensatz dazu empfiehlt die British Dietetic Association (BDA) Erwachsenen über 19 Jahren eine tägliche Kalziumzufuhr von 700 Milligramm. Das liegt näher am geschätzten Bedarf, ohne einen Sicherheitszuschlag hinzuzufügen. Lediglich zur Behandlung einer Osteoporose empfiehlt die BDA eine tägliche Zufuhr von 700–1000 Milligramm Kalzium.

Gute Kalziumquellen

Um deinen Kalziumbedarf zu decken, sind folgende pflanzliche Lebensmittel gut geeignet:

- Grünes Gemüse wie Grünkohl, Brokkoli, Pak Choi, Rucola und Feldsalat
- Nüsse und Kerne wie Mandeln, Haselnüsse, Pistazien, Walnüsse, Paranüsse
- Samen wie Mohn, Sesam, Leinsamen, Chiasamen
- Tofu, so er mit Kalziumsulfat gemacht wird.
- Mit Kalzium angereicherte Pflanzendrinks
- Getrocknete Früchte wie Feigen und Datteln
- Pseudogetreide wie Quinoa und Amaranth sowie Haferflocken
- Kalziumreiches Mineralwasser (mind. 400 Milligramm Kalzium pro Liter)

Kalzium effizient aufnehmen

Wie gut dein Körper Kalzium aus der Nahrung aufnehmen kann, hängt von verschiedenen Dingen ab und variiert stark – zwischen 15 und 75 Prozent. Neben deinem Alter spielt auch die Zusammensetzung der Nahrung eine Rolle sowie die Menge an Kalzium und Vitamin D3, die du im Körper hast. Denn Vitamin D fördert die Aufnahme von Kalzium und dessen Einbau in die Knochen.

Um lebenswichtige Prozesse aufrechtzuerhalten, muss der Körper den Kalziumspiegel im Blut genau regulieren. Dies geschieht durch ein ausgeklügeltes System, das unter anderem Hormone und Vitamin D umfasst.

So funktioniert die Kalziumaufnahme

Es gibt hauptsächlich zwei Wege, wie Kalzium aufgenommen wird:

1. Kalziumaufnahme mit Vitamin D
   Vitamin D hilft spezielle Kanäle und Proteine in den Zellen zu bilden, die Kalzium aufnehmen. Je mehr Vitamin D vorhanden ist, desto einfacher wird Kalzium aufgenommen.
2. Kalziumaufnahme ohne Vitamin D
   Der zweite Weg klappt auch ohne Vitamin D. Entscheidend dafür, wie leicht dein Körper es nutzen kann, ist deine Kostzusammenstellung: Nutzt du Kalzium-Booster wie Vitamin C? Verzichtest du zeitgleich auf oxalsäurehaltige Lebensmittel und andere Kalziumhemmer?

Kalzium-Booster

Wenn du kalziumreiche Mahlzeiten mit Kalzium-Boostern kombinierst und Kalziumhemmer meidest, kannst du dich ausreichend versorgen.

- Der bedeutendste Kalzium-Booster ist Vitamin D. Es hilft dabei, in den Zellen des Darms Proteine zu bilden, die wichtig sind, um Kalzium aufzunehmen.
- Vitamin C kann auch die Kalziumaufnahme verbessern.
- Und wenn du Lebensmittel isst, die organische Säuren wie Zitronen-, Wein- oder Apfelsäure enthalten, kann das die Menge an Kalzium, die der Körper aufnehmen kann, erhöhen. Diese Säuren stecken unter anderem in Zitrusfrüchten und deren Säften, unreifen Äpfeln, Quitten, Weintrauben und Stachelbeeren.

Kalzium-Räuber

Bestimmte Stoffe in der Nahrung können die Kalziumaufnahme erschweren.

- Oxalsäure, die in Spinat, Mangold und Rhabarber vorkommt, bindet sich an Kalzium und formt Kalzium-Oxalat, eine Verbindung, die der Körper schlecht aufnehmen kann. Obwohl diese Lebensmittel viel Kalzium enthalten, kann der Körper nur einen kleinen Teil davon wirklich nutzen – bei Spinat zum Beispiel nur etwa 5,1 Prozent.
- Phytate (in Vollkorngetreide, Hülsenfrüchten) können die Menge an Kalzium, die der Körper aufnehmen kann, verringern.

TIPP VOM VEGAN-DOC

Die gute Nachricht: Durch Kochen, Dünsten, Fermentieren oder Garen kann der Oxalsäuregehalt in den Lebensmitteln signifikant verringert werden. Das verbessert die Verfügbarkeit von Kalzium. Schließlich beeinträchtigt Oxalsäure nicht nur die Kalziumaufnahme, sondern auch die Verfügbarkeit anderer wichtiger Mineralien wie Eisen und Magnesium.

Nährstoff	Funktion im Körper	Täglicher Bedarf	Gute Quellen	Fördert die Aufnahme	Hemmt die Aufnahme
Kalzium	Wichtig für: - Förderung der Knochengesundheit - Muskel- und Nervenzellenfunktion	Erwachsene: 1000 Milligramm	Grünkohl, Brokkoli, Pak Choi, Mandeln, Sesamsamen, angereicherte pflanzliche Milch, Tofu (mit Kalziumsulfat hergestellt)	Vitamin D, Laktose (in angereicherten Produkten)	Phytate (in Vollkornprodukten, Hülsenfrüchten), Oxalsäure (in Spinat, Rhabarber), übermäßiger Koffeinkonsum

Jod

Jod ist ein essenzielles Mineral, das der Körper für die normale Funktion der Schilddrüse benötigt. Diese schmetterlingsförmige Drüse am Hals stellt sozusagen das „Standgas“ in unserem Körper ein – sie steuert den Stoffwechsel und das Nervensystem mithilfe von Hormonen. Ein Jodmangel kann zu Schilddrüsenproblemen und sogar schwerwiegenden Entwicklungsstörungen führen.

Ungleich verteilt

Die Hauptquelle für Jod ist das Meer. Durch natürliche Prozesse gelangt das Mineral aus dem Meer in die Luft und dann über Regen in den Boden. Aufgrund von Überschwemmungen, Eisbildung und Bodenauswaschungen gibt es unterschiedliche Mengen an Jod in verschiedenen Regionen. Menschen, die weit weg von der Küste leben oder in Gebirgsgegenden, haben oft weniger Jod in ihrem Boden.

Obwohl bereits seit Anfang des 19. Jahrhunderts Jodmangel und seine Folgen bekannt sind, wurde erst 100 Jahre später begonnen, systematisch Jod an die Bevölkerung abzugeben.

Gute Jodquellen

Milchprodukte und jodiertes Salz sind wichtige Quellen für Jod in der Ernährung. Somit ist auch klar, dass du bei rein pflanzlicher Kost ein wenig genauer schauen solltest, wie du an die notwendige Dosis Jod kommst.

1. Jodiertes Speisesalz ist eine sichere und einfache Quelle für Jod. In einem Gramm jodiertem Speisesalz sind zwischen 15 und 25 Mikrogramm Jod enthalten. Wenn du täglich 5–6 Gramm Salz verwendest, kannst du damit deinen Mindestjodbedarf decken.
2. Algen und Algenprodukte können ebenfalls eine gute Quelle für Jod sein. Die Menge variiert jedoch stark. Leider gibt es keine Pflicht, den Jodgehalt von Algenprodukten anzugeben. Wähle daher am besten Algen mit moderatem Jodgehalt wie Nori-Algen oder Algenpresslinge aus Kelp mit einem genau definierten Jodgehalt.

Wichtig: Höchstmenge beachten

500 Mikrogramm Jod pro Tag ist die empfohlene Maximaldosis. Bestimmte Algenarten wie Kombu oder Kelp (Presslinge ausgenommen) überschreiten diese bereits mit einem Gramm Algen um mehr als das Fünffache. Blätter dieser Algen solltest du nicht direkt essen.

Nährstoff	Funktion im Körper	Täglicher Bedarf	Gute Quellen	Fördert die Aufnahme	Hemmt die Aufnahme
Jod	Wichtig für - Schilddrüsenfunktion - Stoffwechsel	Erwachsene: 200 Mikrogramm	jodiertes Speisesalz, Meeresalgen (Nori, Wakame, Kombupresslinge)	Keine nennenswerten Stoffe	Übermäßiger Verzehr von Goitrogenen (z.B. in rohem Kohl, Sojabohnen). Jod kann beim Garen ins Kochwasser übergehen. Daher erst zum Schluss salzen.

Selen

Selen spielt eine wichtige Rolle als Bestandteil von Proteinen. Diese haben verschiedene Funktionen, wie den Schutz vor oxidativem Stress und die Regulierung der Schilddrüsenhormone.

Seltenes Selen

Selen ist in der Erdkruste weit verbreitet, die Mengen variieren je nach Region stark. Während die Böden in Teilen des amerikanischen Kontinents selenreich sind, kommt das Element in Nord- und Mitteleuropa seltener vor. Dadurch enthalten die dort angebauten Pflanzen nur wenig Selen. Pflanzen benötigen es auch nicht und können sogar Schaden nehmen, wenn sie zu viel davon bekommen. Vielen Nutztieren wird Selen zum Futter hinzugefügt – und so enthalten tierische Lebensmittel eine konstante Menge an Selen. In der veganen Ernährung kommt der Nährstoff jedoch oft zu kurz.

TIPP VOM VEGAN-DOC

Die Selendosierung braucht eine goldene Mitte. Zur Vorbeugung von Krebs ist die Rolle von Selen komplex und umstritten. Einige Studien deuten darauf hin, dass eine ausreichende Zufuhr das Risiko für bestimmte Krebsarten verringern kann. Andere Studien zeigen, dass zu viel Selen das Krebsrisiko erhöhen kann. Ähnlich verhält es sich bei Diabetes: Eine angemessene Zufuhr kann das Risiko verringern, während eine zu hohe Zufuhr das Risiko erhöhen kann.

Insgesamt gibt es ein sogenanntes therapeutisches Fenster für Selen, das bedeutet, dass eine ausgewogene Zufuhr wichtig ist. Ein Mangel kann zu gesundheitlichen Problemen führen, aber auch eine Überversorgung birgt Risiken. Für deine Ernährung bedeutet das: Hab deine Selenversorgung genau im Blick, um deine Gesundheit bestmöglich zu fördern.

Gute Selenquellen

Bestimmte Pflanzenarten können Selen aus selenreichen Böden aufnehmen und speichern, was sie zu einer guten Quelle für Selen macht. So enthalten pflanzliche Lebensmittel, die reich an Protein sind, im Allgemeinen mehr Selen. Dazu zählen beispielsweise Sojabohnen, Linsen oder Kichererbsen. Die Menge an Selen in angebauten Pflanzen hängt zudem davon ab, wo sie angebaut werden: Getreide aus Deutschland enthält nur sehr wenig Selen, während Getreide aus den USA den täglichen Bedarf decken kann.

Paranüsse zur Bedarfsdeckung

Paranüsse sind pflanzliche Lebensmittel, die viel Selen enthalten. Der Baum, der Paranüsse trägt, nimmt Selen aus dem Boden auf und speichert es in den Nüssen. Die Menge an Selen in einer Paranuss kann dabei ziemlich hoch sein. Die meisten Paranüsse kommen aus Südamerika, und ihr Selengehalt hängt davon ab, wo genau sie angebaut werden, und schwankt stark. Zwei Paranüsse täglich können jedoch als sicher erachtet werden.

Und wer auf der noch sichereren Seite sein will (oder eine Nussallergie hat) sollte auf ein entsprechendes Nahrungsergänzungsmittel zurückgreifen. Wir empfehlen ein Präparat mit einer moderaten Menge zu wählen, etwa 1 Mikrogramm Selen pro Kilogramm Körpergewicht.

Nährstoff	Funktion im Körper	Täglicher Bedarf	Gute Quellen	Fördert die Aufnahme	Hemmt die Aufnahme
Selen	Wichtig für: - Schilddrüsenfunktion - Antioxidativer Schutz	Erwachsene: 60–70 Mikrogramm	Paranüsse, Sonnenblumenkerne, Chiasamen, Leinsamen	Vitamin E	Schwermetalle (z.B. Quecksilber)

Vitamine

Mit den meisten Vitaminen bist du bei einer vollwertigen pflanzlichen Ernährung gut versorgt. Vitamin B12 musst du supplementieren, das ist der einzige Nährstoff, den du nicht natürlicherweise über eine vegane Ernährung abdecken kannst. Ein paar weitere Vitamine solltest du besonders im Blick haben. Schauen wir es uns mal im Detail an:

Vitamin A

Vitamin A ist ein fettlösliches Vitamin. Für alle fettlöslichen Vitamine gilt: Es ist günstiger, diese Lebensmittel während der Hauptmahlzeiten zu essen, da die Aufnahme besser gelingt, wenn du gleichzeitig etwas Fettreiches isst.

Vitamin A spielt eine wesentliche Rolle für

- die Sehkraft
- das Immunsystem
- die Fortpflanzung (Produktion von Spermien)
- die Bildung und Erhaltung von Geweben (Haut, Schleimhäute)
- starke Knochen

Es kommt in zwei Hauptformen vor:

1. Als aktives Vitamin A (Retinol) in tierischen Produkten
2. Als Vorstufe namens Provitamin A (Beta-Carotin) in pflanzlichen Lebensmitteln. Im Körper wird diese in Vitamin A umgewandelt.

Was ist eigentlich Beta-Carotin?

Carotinoide sind Substanzen, die nur von Pflanzen produziert werden. Es gibt über 600 verschiedene, aber nur etwa 50 davon können in Vitamin A umgewandelt werden. Das bekannteste dieser Carotinoide ist Beta-Carotin, wichtig als Vorstufe von Vitamin A.

Wie gut Beta-Carotin aus pflanzlichen Quellen aufgenommen wird, variiert von Person zu Person. Isst du gleichzeitig Fett, fördert das die Aufnahme. Auch die Art der Zubereitung und die Struktur der Nahrungsmittel beeinflussen die Aufnahme. Zum Beispiel ist Beta-Carotin aus gekochten Karotten oder

Karottensaft besser verfügbar als aus rohen Karotten. Um genug Vitamin A aus Beta-Carotin zu gewinnen, solltest du entsprechend höhere Mengen davon verzehren.

Gute Beta-Carotin-Quellen

Da du bei einer veganen Ernährung kein fertiges Vitamin A über die Nahrung bekommst, musst du ausreichend Provitamin A, vor allem Beta-Carotin, aufnehmen. Wie viel das in etwa ist? 2 bis 3 mittelgroße Karotten, 3 Süßkartoffeln oder 250 Gramm Spinat versorgen dich ausreichend. Diese Lebensmittel sind gute Quellen:

- Süßkartoffeln
- Karotten
- rote und gelbe Paprika
- Grünkohl
- Spinat
- Brokkoli
- Tomaten
- Rote Beete
- Aprikosen
- Kirschen

Nährstoff	Funktion im Körper	Täglicher Bedarf	Gute Quellen	Fördert die Aufnahme	Hemmt die Aufnahme
Vitamin A (Beta-Carotin)	Wichtig für: - Sehkraft - Immunsystem - Hautgesundheit	Erwachsene: 700 Mikrogramm (RAE) (Frauen), 850 Mikrogramm (RAE) (Männer)	Karotten, Süßkartoffeln, Tomaten, Spinat, Grünkohl, Brokkoli	Fett (z.B. Öl im Salat)	Rauchen, übermäßiger Alkoholgenuss

Vitamin B2

Vitamin B2 (Riboflavin) ist ein wichtiges Vitamin, das dem Körper hilft, Energie aus der Nahrung zu gewinnen. Es spielt eine wichtige Rolle im Energiestoffwechsel von Proteinen, Kohlenhydraten und Fetten sowie im Stoffwechsel der Augen und der Nervenzellen. Zudem ist es auch für die Entwicklung des Embryos im Bauch der Mutter essenziell.

TIPP VOM VEGAN-DOC

Hefeflocken sind eine gute pflanzliche Quelle für Vitamin B2. Sie enthalten fast alle B-Vitamine außer B12. Allerdings kann der Gehalt an Vitamin B2 in Hefeflocken je nach Hersteller und Produkt unterschiedlich sein. Achte deshalb immer auf die Nährwertangaben. Einige herkömmliche Pflanzendrinks enthalten jetzt neben Vitamin B12, Kalzium und Vitamin D übrigens auch Vitamin B2. Die Menge dieser Nährstoffe wird oft so gewählt, dass sie ähnlich konzentriert sind wie in Kuhmilch.

Gute Vitamin-B2-Quellen

Tierische Produkte werden oft als Hauptquelle für Vitamin B2 genannt. In einer typischen westlichen Ernährung stammen – je nach Altersgruppe – zwischen 30 und 50 Prozent der Vitaminzufuhr aus Milch und Milchprodukten. Allerdings ist dies nicht die einzige Möglichkeit, an Riboflavin zu gelangen. Vielmehr stellen Mikroorganismen und Pflanzen, die Vitamin B2 produzieren, die eigentlichen Quellen dar. Daher ist Vitamin B2 auch in pflanzlichen Lebensmitteln enthalten.

Diese Lebensmittel sind gute Lieferanten:

- Nüsse wie Mandeln, Cashewnüsse, Haselnüsse und Erdnüsse (Letztere gehören botanisch zu den Hülsenfrüchten)
- Samen wie Kürbiskerne

- Brokkoli
- Spinat
- Rucola
- Pilze
- Vollkorngetreide (Hafer, Weizenvollkorn)
- Hülsenfrüchte (Linsen)

Mangel? Eher selten

Schwere Vitamin-B2-Mängel sind in Mitteleuropa selten. Dennoch brauchen Tiere als auch Menschen Vitamin B2 in ihrer Nahrung, da es sonst zu leichten Mangelerscheinungen kommen kann. Aus diesem Grund fügt man in der Tierzucht oft Vitamin B2 zum Futter hinzu, um sicherzustellen, dass die Tiere ausreichend versorgt sind. Für diese Zwecke wird Vitamin B2 industriell durch Fermentationsverfahren hergestellt.

Vitamin-B2-Mangel erkennen

Folgende Symptome weisen auf einen Mangel hin:

1. Sehstörungen
2. Hautprobleme, wie Risse an den Mundwinkeln
3. Kribbeln und Taubheitsgefühl in Händen und Füßen

Nährstoff	Funktion im Körper	Täglicher Bedarf	Gute Quellen	Fördert die Aufnahme	Hemmt die Aufnahme
Vitamin B2 (Riboflavin)	Wichtig für - Energiestoffwechsel - Hautgesundheit - Augenfunktion	Erwachsene: 1,0–1,4 Milligramm	Mandeln, Pilze, Spinat, Brokkoli, angereicherte pflanzliche Milch	Keine spezifischen Fördereffekte bekannt	Lichtempfindlichkeit (Lagern in dunklen Behältern)

Vitamin B12

Vitamin B12 (Cobalamin) ist für die Bildung roter Blutkörperchen, die Funktion des Nervensystems und den Stoffwechsel von Aminosäuren und Fetten im Körper wichtig. Es wird von Mikroorganismen produziert und reichert sich hauptsächlich in tierischen Produkten an, nicht in Pflanzen. Daher kann bei einer veganen Ernährung leicht ein Mangel entstehen, wenn nicht auf Nahrungsergänzungsmittel oder angereicherte Lebensmittel zurückgegriffen wird.

Von Boden zu Bauch: Bakterien am Werk

Was oft übersehen wird: Trotz der weit verbreiteten Annahme, dass Vitamin B12 tierischen Ursprungs ist, wird es tatsächlich von bestimmten Bakterien produziert, die im Verdauungstrakt der Tiere leben. Übrigens funktioniert das auch bei uns Menschen. Allerdings können wir das so produzierte Vitamin B12 nicht aufnehmen. Lediglich Wiederkäuer sind dazu in der Lage, da die Nahrung aus den tiefen Darmabschnitten weiter nach oben befördert wird. Und von dort gelangt Vitamin B12 in den Körper. Ein Teil wird dann in die Milch abgegeben.

So bekommen Tiere ihr B12

Pflanzenfressende Tiere nehmen Vitamin B12 indirekt über Pflanzen, den Boden oder Wasser auf, mit dem sie in Kontakt kommen. In modernen Landwirtschaftsbetrieben, wo Grasen auf naturbelassenen, natürlichen Böden häufig nicht stattfindet, wird das Futter oft mit Vitamin B12 angereichert. So wird sichergestellt, dass die Tiere genügend Vitamin B12 aufnehmen, was letztlich auch für die menschliche Ernährung wichtig ist. Denn so gelangt Vitamin B12 in tierische Produkte wie Fleisch, Milch und Eier.

Gute Vitamin-B12-Quellen

Pflanzliche Lebensmittel enthalten kaum Vitamin B12. Es ist wichtig, dass du auf alternative Quellen zurückgreifst, um genug davon zu bekommen. Oft reicht es nicht aus, nur angereicherte Fleisch- und Milchalternativprodukte zu konsumieren. Daher ist es wichtig, Vitamin B12 zu substituieren.

Es gibt verschiedene Formen von Vitamin B12. Ein synthetisches Derivat ist etwa Cyanocobalamin, das inaktiv ist, bis es in den Körperzellen aktiviert wird. Diese Substanz wird häufig in Nahrungsergänzungsmitteln verwendet, da sie stabiler und weniger lichtempfindlich ist als andere Formen.

Vitamin-B12-Mangel erkennen

Typische Symptome eines Vitamin-B12-Mangels sind

- Müdigkeit
- Schwäche
- Blässe
- Schwindel
- Zungenbrennen
- Geschmacksveränderungen

Bei einem fortgeschrittenen Mangel können Symptome wie Gefühlsstörungen, Bewegungsstörungen und kognitive Probleme auftreten.

Aktive oder passive Aufnahme

Vitamin B12 kann passiv über die Darmschleimhaut oder aktiv über bestimmte Trägerproteine aufgenommen werden. Über den passiven Weg kann dein Körper nur ein bis fünf Prozent des Vitamins aufnehmen. Generell wird von der Deutschen Gesellschaft für Ernährung eine Menge von 4 Mikrogramm täglich empfohlen. Dass die angegebenen Mengen in den Nahrungsergänzungen und Präparaten mit 50 oder gar 1000 Mikrogramm deutlich höher sind, liegt daran, dass dein Körper pro Mahlzeit nur etwa 1,5 Mikrogramm davon aktiv aufnehmen kann. Die Aufnahme der restlichen 2,5 Mikrogramm erfolgt passiv.

Übel: Überdosierung

Eine Überdosierung ist bei diesem wasserlöslichen Vitamin kaum möglich, da der Körper die Aufnahme selbst begrenzt, dennoch kann man sich etwa bei übereifrigem Konsum Vitamin-B12-reicher Energy-Drinks Übelkeit, Kopfschmerzen oder auch Juckreiz einhandeln.

TIPP VOM VEGAN-DOC

Wenn du nur einmal täglich supplementierst, solltest du etwa 50-100 Mikrogramm Vitamin B12 einnehmen, um sicherzustellen, dass dein Körper genug davon aufnimmt. Greifst du sogar nur einmal pro Woche zu einem Vitamin B12-Supplement, sollte die Dosis höher sein, etwa 550-2750 Mikrogramm. Auch bestimmte Zahnpasten, die mit Vitamin B12 angereichert sind können helfen. In dem Fall nimmst du das Vitamin über die Mundschleimhaut auf.

Natürliche B-12 Quellen?

Eine Nahrungsergänzung mit Hilfe von Supplementen stößt manch puristischem Veganer sauer auf. Schließlich möchte man sich alleine pflanzenbasiert gesund und natürlich ernähren. Bei Vitamin B12 bleibt jedoch keine Wahl. Da Vitamin B12 durch Fermentation, also bakterielle Gärprozesse entsteht, findet es sich zwar auch in einigen pflanzlichen Nahrungsmitteln, wie etwa Sauerkraut, Miso oder Kimchi, allerdings nur in sehr geringen Mengen, die nicht ausreichen, um die empfohlene Zufuhr zu decken. Außerdem können diese Produkte Vitamin B-12 Analoga enthalten. Diese sind für den menschlichen Körper nicht nutzbar und hemmen sogar die Aufnahme von Vitamin B-12.

Besser: auf sichere Produkte setzen

Bestimmte Algenarten sind ebenfalls dafür bekannt, Vitamin B12 zu enthalten. Allerdings sind diese für den Menschen oft biologisch nicht aktiv und können sogar die Aufnahme von „echtem“ Vitamin B12 hemmen. Wir empfehlen dir, dich auf etablierte Vitamin B12-Supplemente zu verlassen. Ein kleiner Wermutstropfen für Veganer:innen hier etwas tricksen zu müssen. Doch auch Wermut ist pflanzlich.

Nährstoff	Funktion im Körper	Täglicher Bedarf	Gute Quellen	Fördert die Aufnahme	Hemmt die Aufnahme
Vitamin B12	Wichtig für: - Blutbildung - Nerven-system-DNA-Synthese	Erwachsene: 4 Mikrogramm	Angereicherte pflanzliche Milch, angereicherte Frühstücks-zerealien, Nahrungsergänzungsmittel, Nährhefe (mit B12 angereichert)	Intrinsischer Faktor (ein Protein im Magen)	Fehlen des Intrinsischen Faktors (bei bestimmten Magenkrankheiten)

Vitamin D

Vitamin D nimmt eine Sonderstellung ein, da der Körper in der Lage ist, es selbst herzustellen, wenn er genug Sonnenlicht ausgesetzt ist. Daher wird Vitamin D oft als kritischer Nährstoff betrachtet, unabhängig davon, wie man sich ernährt.

Tatsächlich wird das Vitamin aus Cholesterin in der Haut produziert, wenn UV-B-Strahlen darauf treffen. Es durchläuft mehrere Umwandlungsschritte in der Leber und den Nieren, bis es seine aktive Form erreicht.

Gut für Haut, Knochen, Stimmung und 1000 andere Dinge

Aufgrund seiner komplexen Wirkungen wird Vitamin D mitunter auch als Hormon bezeichnet, unter anderem wegen dieser Funktionen:

- Regulierung des Kalzium- und Phosphathaushalts im Körper
- Wichtig für den Auf- und Abbau von Knochen
- Positive Auswirkungen auf das Immunsystem
- Wichtig für die Muskelkraft
- Unterstützt die Blutzuckerverwertung
- Hilft Entzündungsreaktionen zu regulieren

Zwei verschiedene Formen Vitamin D

Neben dem vom menschlichen Körper selbst hergestellten Vitamin D3 (Cholecalciferol) gibt es auch Vitamin D2 (Ergocalciferol), das in Pflanzen wie Pilzen unter Einfluss von UV-Licht entsteht. Beide Formen, D2 und D3, sind strukturell ähnlich und biologisch aktiv. D3 hat jedoch eine längere Halbwertszeit (verbleibt länger im Körper) und ist daher wirksamer. Mit typisch mitteleuropäischer Ernährung, wo fetter Seefisch (eine gute Vitamin-D-Quelle) nur selten auf dem Speiseplan steht, können lediglich rund 20 Prozent des Bedarfs gedeckt werden. Ohne Sonne sehen also sowohl Veganer:innen als auch Mischköstler:innen blass aus.

Sonne und Vitamin D

Es klingt fast zu schön um wahr zu sein, sein eigener Vitamin-D-Produzent zu sein: wenn schon nicht nur mit Luft und Liebe, so zumindest doch mit Licht. Genau das ist allerdings in unseren Breiten oft der Knackpunkt.

Der menschliche Körper kann genug Vitamin D produzieren, wenn er genügend Sonnenlicht abbekommt.

Dafür ist eine bestimmte Menge an UV-B-Strahlung nötig. In Mitteleuropa ist das meistens von April bis September der Fall. Je nach Hauttyp und Tageszeit genügt in der Regel ein Aufenthalt von 10 bis 30 Minuten.

Vitamin-D-Quellen

Vitamin D3 kommt vor allem in tierischen, Vitamin D2 in pflanzlichen Lebensmitteln vor.

1. Vor allem Fisch ist eine gute Vitamin-D3-Quelle, insbesondere fettreiche Sorten wie Hering, Lachs, Sardinen, Thunfisch, Makrele
2. Auch Eier, Milch und Käse enthalten Vitamin D3. Doch diese geringen Mengen reichen normalerweise nicht aus, um den täglichen Bedarf an Vitamin D zu decken.

3. Pilze können ebenfalls eine gute Quelle für Vitamin D2 sein, besonders wenn sie UV-Licht ausgesetzt waren.
4. Pflanzendrinks sind oft nicht nur mit Kalzium, sondern auch mit Vitamin D angereichert.

Hinweis für Vitamin-D-Präparate

Viele Vitamin-D-Präparate werden aus pflanzlichen Quellen, wie Flechten, hergestellt und sind daher vegan-freundlich. Prüfe dennoch besser die Inhaltsstoffe, da früher oft Lanolin (Schafswollfett) oder auch Fischöl zum Einsatz kam.

Nährstoff	Funktion im Körper	Täglicher Bedarf	Gute Quellen	Fördert die Aufnahme	Hemmt die Aufnahme
Vitamin D	Wichtig für: - Kalzium-aufnahme - Knochenge-sundheit - Immunsystem	Erwachsene: 20 Mikro-gramm	Angereicherte pflanzliche Milch, an-gereicherte Säfte, Pilze (insbesondere UV-bestrahlte), Nahrungser-gänzungsmittel	Vitamin K2 (aus fermen-tierten Lebens-mitteln)	Mangel an Sonnenein-strahlung, Sonnencreme, Hauttyp (dunkle Haut)

Cholin (ehem. Vitamin B4)

Ob Cholin wirklich ein essenzieller Nährstoff ist, der unbedingt von außen zugeführt werden muss, war lange Zeit nicht ganz klar. Man geht heute davon aus, dass dies nur für bestimmte Personen zutrifft. Daher wird Cholin im deutschsprachigen Raum den sogenannten „Vitaminoiden“ zugeordnet.

Vitaminiod statt Vitamin

Im Gegensatz zu Vitaminen ist jedoch die Notwendigkeit von Vitaminoiden für den menschlichen Körper nach aktuellem Wissensstand nicht sicher belegt. Die Deutsche Gesellschaft für Ernährung und die Österreichische Gesellschaft für Ernährung betrachten Cholin als nicht-essenziell, da der Körper unter bestimmten Bedingungen Cholin selbst herstellen kann, vorausgesetzt, du nimmst ausreichend Protein, Folsäure und Vitamin B12 auf.

Die Europäische Behörde für Lebensmittelsicherheit (EFSA) empfiehlt gesunden Erwachsenen eine tägliche Aufnahme von 400 Milligramm Cholin durch die Nahrung.

Funktionen im Körper

Cholin ist ein Nährstoff, der wichtig ist für:

- die Funktion von Zellmembranen
- die Ummantelung der Nervenfasern
- die Signalübertragung im Gehirn
- Transport von Fett aus der Leber

Unterm Strich also: Cholin ist essenziell für die Nerven und gut für die Leber.

Gute Cholinquellen

Bei einer rein pflanzlichen Ernährung ist die Zufuhr von Cholin oft niedriger, da typische Quellen wie Eier, Milch und Fleisch fehlen. Das betont die Bedeutung von Cholin bei veganer Ernährung.

Cholin kommt jedoch auch in verschiedenen pflanzlichen Lebensmitteln vor:

- Sojabohnen
- Nüssen & Samen (Leinsamen)
- Quinoa
- Buchweizen
- Vollkorngetreide
- Obst
- Gemüse wie Brokkoli, Blumenkohl, Spinat
- Pilzen

Wenn du dich abwechslungsreich mit Vollkornprodukten, Hülsenfrüchten, viel Gemüse und Obst sowie Nüssen und Samen ernährst, kannst du leicht die empfohlenen 400 Milligramm Cholin pro Tag erreichen. Die Cholinmengen aus den verschiedenen Lebensmitteln addieren sich im Laufe des Tages.

Cholinreiche Snacks gefällig?

Probier doch mal:

- Eine Tasse Sojamilch (59 Milligramm Cholin)
- 50 Gramm geröstete, ungesalzene Pistazien (35 Milligramm Cholin)
- Eine Scheibe Vollkornbrot mit Erdnussmus (35 Milligramm Cholin)
- Hummus mit Rohkoststicks wie Gurke, Paprika, Karotte (32 Milligramm Cholin)
- Zwei Clementinen (21 Milligramm Cholin)

Zusätzliche Supplemente

Es gibt verschiedene Arten von Nahrungsergänzungsmitteln, die Cholin enthalten. Lecithinpräparate, die auf Soja-, Sonnenblumen- oder Rapssaatbasis hergestellt werden und Cholin in Form von Phosphatidylcholin enthalten, sind in der Regel gut verfügbar und unkompliziert zu bekommen.

Nährstoff	Funktion im Körper	Täglicher Bedarf	Gute Quellen	Fördert die Aufnahme	Hemmt die Aufnahme
Cholin	Wichtig für: - Zellmembranstruktur - Neurotransmitterbildung	Erwachsene: 425–550 Milligramm	Sojabohnen, Quinoa, Brokkoli, Blumenkohl, Leinsamen	Phospholipide (wie in Lecithin)	Keine spezifischen Hemmeffekte bekannt

SINNVOLLE LABORWERTE BEI VEGANER ERNÄHRUNG

Eine rein pflanzliche Ernährung ist gesundheitsfördernd. Um jedoch Gewissheit darüber zu erlangen, wie die Versorgung mit kritischen Nährstoffen aussieht, bedarf es einer gelegentlichen Kontrolle.

Welche Laborwerte brauche ich?

Meist reichen die Standard-Laborwerte aus, die du bei deinem Hausarzt/ deiner -ärztin in regelmäßigen Abständen durchführen lassen solltest:
Blutbild, Blutzucker, Cholesterin, Leber-, Nieren-, Schilddrüsenwerte, Eisenstoffwechsel, Vitamin B12, Vitamin D, Folsäure

Lohnen sich Extra-Untersuchungen?

Darüber hinaus gibt es weitere wichtige Parameter, die aber meist nicht von den Krankenkassen übernommen werden. Daher klären wir hier, bei welchen Werten es sich lohnt genauer hinzusehen. Wir nennen exemplarisch ein paar

TIPP VOM VEGAN-DOC

Hinter einem verringerten Speichereisen (Ferritin) und einer Verminderung der roten Blutkörperchen kann ein Eisenmangel stecken, aber auch eine Blutung im Magen-Darm-Trakt oder eine andere schwerwiegende Erkrankung. Ein abnormaler Schilddrüsenparameter (TSH) kann auf einen Jodmangel hinweisen – aber genauso gut auch auf eine entzündliche Schilddrüsenerkrankung (Morbus Hashimoto oder Morbus Basedow). Und ob die Bestimmung einzelner Mineralstoffe im Serum tatsächlich die bleierne Müdigkeit erklären kann, wegen der man die Blutabnahme gemacht hat, ist fraglich. Einlesen ist immer eine gute Idee. Die Werte solltest du zusammen mit deinem Arzt/deiner Ärztin besprechen.

Werte zur groben Orientierung. Sieh dies bitte nicht als Ersatz für eine ärztliche Beratung. Zudem gilt: Ein Laborwert kann einen Hinweis auf einen Mangel liefern. Dieser kann sich jedoch in einzelnen Lebensabschnitten und auch von Mensch zu Mensch überaus unterschiedlich gestalten.

Vorsicht vor Dr. Google

Auch wenn es verlockend sein mag, seinen Laborbefund mithilfe von „Dr. Google" zu interpretieren, so ist hier Vorsicht angezeigt:

Die Bewertung von Laborergebnissen erfordert viel Erfahrung, und einzelne Werte haben isoliert oft kaum Aussagekraft.

Ärzt:innen stehen für Fragen zum allgemeinen Gesundheitszustand zur Verfügung. Geht es um spezielle Parameter, die bei veganer Ernährung wichtig sind, so ist ein mit veganer Ernährung vertrauter Mediziner/eine Medizinerin oder eine zertifizierte Ernährungsfachkraft mit Schwerpunkt in veganer Ernährung gefragt. Ein regelmäßiger Besuch ist meist nicht notwendig, zumal vegane Ärzt:innen Mangelware sind. Wenn du mit pflanzenbasierter Kost vertraut bist, bist du in der allgemeinmedizinischen Praxis gut aufgehoben. Bei geplanter Schwangerschaft oder wenn es um Kinder geht, braucht es unbedingt fachliche Beratung, um Schäden durch Nährstoffmängel, die möglicherweise irreparabel sind, zu vermeiden.

GESUND UND SICHER VEGAN

Eine gut geplante und abwechslungsreiche vegane Ernährung fördert die Gesundheit und kann deine Nährstoffbedarfe decken. Vitamin B12 ist der einzige Nährstoff, den du durch entsprechende Präparate supplementieren musst. Bei anderen Nährstoffen ist eine Supplementierung empfehlenswert, wieder andere solltest du bewusst im Blick und regelmäßig auf dem Teller haben – du kannst sie aber durch gezielte Lebensmittelauswahl und -kombination gut decken. Um auf der sicheren Seite zu sein empfehlen wir einen jährlichen medizinischen Check.

Spezielle Laborwerte, die bei veganer Lebensweise sinnvoll sind

#1 EISEN

Der Eisenwert im Serum alleine sagt wenig aus, da er starken Schwankungen unterworfen ist. Einige Parameter liefern ein aussagekräftiges Bild zur Bewertung des Eisenstatus, wie etwa das Speichereisen (Ferritin), das Transporteisen (Transferrin) sowie die Transferrinsättigung.

#2 VITAMIN D

Die Analyse von Vitamin D ist empfehlenswert. Sie wird meist bei der Routine-Blutabnahme in der Hausarztpraxis mitgemacht. Beachte bitte, dass es Unterschiede zwischen verschiedenen Labors geben kann.

#3 JOD

Die Überprüfung von Schilddrüsenwerten kann auf einen Jodmangel hinweisen. Die Bestimmung von Jod im Harn oder auch die 24-Stunden-Jodausscheidung im Urin gibt zuverlässig Auskunft über die Versorgung: Allerdings bieten nicht alle Labors derartige Tests an.

#4 ZINK UND SELEN

Parameter wie Zink im Serum oder Selen sind weniger zuverlässig, da sie starken Schwankungen unterliegen und nicht unbedingt den Körperbestand widerspiegeln. Für eine genauere Bestimmung ist eine Vollblutanalyse ratsam. Diese berücksichtigt nicht nur die im Serum gelösten, sondern auch die zellulären Bestandteile im Blut, was besonders für die Bewertung der Versorgung mit Zink und Selen wichtig ist.

#5 VITAMIN B12 UND HOLO-TRANSCOBALAMIN

Vitamin B12 wird oft routinemäßig bei der Blutabnahme bestimmt. Allerdings umfasst der Wert sowohl die biologisch aktiven Formen des Vitamins B12 (Holo-Transcobalamin, Holo-TC) als auch inaktive (Haptocorrine I und III). Die Serumkonzentration von Vitamin B12 sollte mindestens 350 ng/L betragen, um eine ausreichende Versorgung sicherzustellen. Bei niedrigen B12-Werten lassen sich jedoch keine Rückschlüsse auf die Menge des biologisch aktiven Vitamins B12 ziehen. Daher finden wir die separate Bestimmung von Holo-Transcobalamin (Holo-TC) sinnvoll. Dieser Wert sollte mindestens jährlich überprüft werden.

#6 FETTSÄUREPROFIL

Zusätzlich könnte eine Bestimmung des Omega-3- zu Omega-6-Fettsäure-Profils aufschlussreich sein, um die Qualität der Fettversorgung zu beurteilen: Ist der Körper ausreichend mit langkettigen Omega-3-Fettsäuren versorgt oder liegt ein Übermaß an gesättigten Fettsäuren vor? Dies erleichtert die Antwort auf die Frage, ob wichtige Fettsäuren wie Alpha-Linolensäure (ALA) und Linolsäure (LA) in entsprechend empfohlenen Mengen zugeführt werden oder EPA und DHA substituiert werden müssen.

#7 KALZIUM

Der Kalziumspiegel im Blut wird oft überbewertet: Die Konzentration im Serum schwankt innerhalb enger Grenzen. Bei Kalziummangel nimmt der Körper das Mineral aus den Knochen. Damit sagt der Gehalt im Blut nichts über die Versorgung aus. Zur Beurteilung einer bedarfsgerechten Zufuhr empfehlen wir ein Ernährungstagebuch zu führen. So kann dein Arzt/deine Ärztin die tägliche Dosis abschätzen. Um den Knochenstoffwechsel anzusehen, gibt es andere Untersuchungen, etwa das Parathormon aus der Nebenschilddrüse, das Enzym alkalische Phosphatase, Crosslaps oder auch eine Messung der Knochendichte (ab dem 65. Lebensjahr).

8 WIE OFT?

Die speziellen Untersuchungen – vor allem zum zum Holo-TC-, Zink-, Selen-, Jod- oder dem Fettsäureprofil – sind zwar mit zusätzlichen Kosten verbunden, ermöglichen jedoch eine frühzeitige Erkennung von Mängeln. Wie oft solltest du testen? Einmal im Jahr reicht. Es sei denn, du änderst deine Ernährung oder es zeigen sich Mängel. Übrigens: Während sich der Vitamin-B12-Status relativ schnell innerhalb weniger Wochen anpassen kann, benötigt die Anpassung des Eisenstatus möglicherweise etwas mehr Zeit.

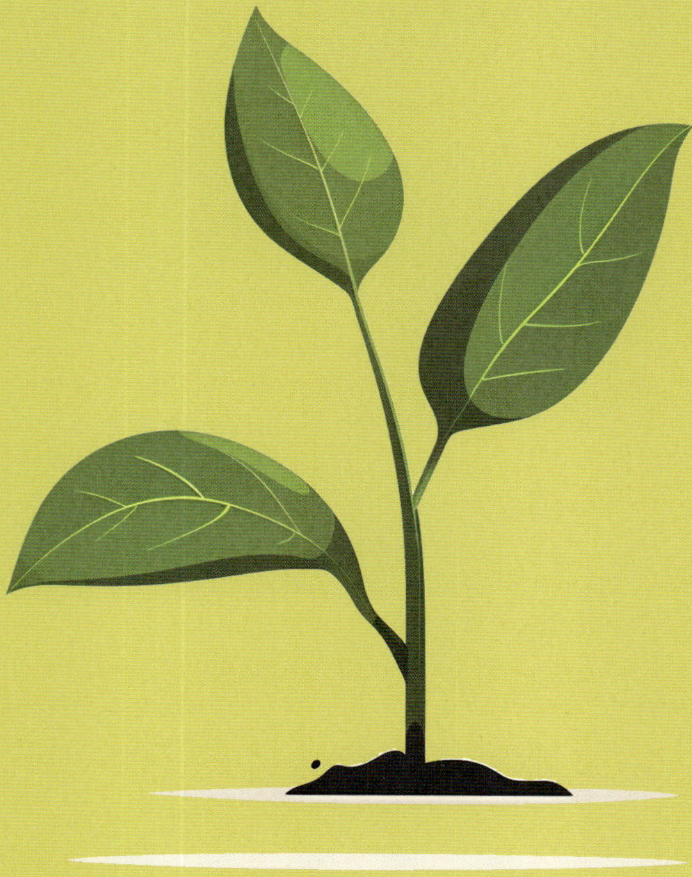

TEIL 3

Veganismus: Schutzschild für bessere Gesundheit 88
Pflanzenbasierte Ernährung als Medizin 95

PFLANZEN-POWER: NAHRUNG UND MEDIZIN

VEGANISMUS: SCHUTZSCHILD FÜR BESSERE GESUNDHEIT

In der ärztlichen Praxis liegt die Arbeit vermeintlich bei den betreuenden Medizinerinnen und Medizinern. Das wäre insofern gerecht, als sie es sind, die dafür bezahlt werden. Dennoch wird ein durchschlagender Therapieerfolg ohne die Mithilfe der Patientinnen und Patienten häufig nicht gelingen.

Wichtige Bausteine für bessere Gesundheit sind:
Genetik, Bewegung und Ernährung

Zunehmend steht die Bedeutung einer überwiegend pflanzlichen Ernährung im Fokus – sei es zur Prävention oder als unterstützende Therapiemaßnahme.

Mehr Wohlbefinden durch Pflanzenpower

Die Vorteile einer veganen Kost lassen sich nicht nur durch Studien belegen, sondern zeigen auch unmittelbare Wirkung im Wohlbefinden. Viele unangenehme Symptome, die durch Übergewicht und auch Nährstoffmangel verursacht sind, lassen sich so quasi nebenher beheben – wenn die Kost vollwertig und abwechslungsreich ist.

Nicht nur Liebe geht durch den Magen, sondern auch Gesundheit.

STUDIE GEFÄLLIG?

Diese günstigen Effekte werden auch durch Daten gestützt: Untersuchungen wie die „Nurses' Health Study 2" und die „Epic Oxford Study" zeigen, dass mit einem geringeren Verzehr tierischer Produkte der Body-Mass-Index (BMI) sinkt. Veganer:innen haben im Durchschnitt einen normalen BMI, während Vegetarier, die Fisch konsumieren, sowie allesessende Omnivoren einen höheren BMI und damit das größere gesundheitliche Risiko haben.

Vegane gesundheitliche Vorteile auf einen Blick

Kurz und bündig: Vegan ist gesund. Nicht automatisch, aber wenn man es korrekt angeht: In der richtigen Ernährung liegt der Schlüssel zur Therapie zahlreicher Krankheiten. Es zahlt sich aus, sich diesbezüglich fortzubilden.

#1 HOCHWERTIGE FETTE

Im Gegensatz zu tierischen Nahrungsmitteln bieten Vollkornprodukte, Hülsenfrüchte oder Nüsse ein ausgewogenes Spektrum an Fettsäuren: weniger gesättigte Fette, dafür vermehrt einfach und mehrfach ungesättigte Fettsäuren. Die sind deinem Körper wohlgesinnt.

#2 MEHR BALLASTSTOFFE

Der hohe Ballaststoffgehalt und das Fehlen von Nahrungscholesterin in pflanzlicher Nahrung sowie die geringere Energiedichte sind gesundheitlich vorteilhaft.

#3 WERTVOLLE INHALTSSTOFFE

In Pflanzen sind zahlreiche Substanzen enthalten, die sich gesundheitsfördernd auswirken: Beispielsweise senken sie den Blutdruck oder wirken schützend vor Krebs.

#4 NIEDRIGERE ENERGIEDICHTE

Eine vollwertige, pflanzenbasierte Ernährung, die reich an Ballaststoffen ist, hat auch Auswirkungen auf dein Körpergewicht. Die niedrigere Energiedichte und das vorteilhafte Fettsäureprofil machen diese Ernährungsweise aus medizinischer Sicht besonders attraktiv.

Pflanzenbasierte Kost als Schutzschild gegen Übergewicht

Übergewicht erhöht das Risiko für Diabetes Typ 2, Bluthochdruck, Krebs, Schäden am Herz-Kreislauf-System oder andere Erkrankungen deutlich. Eine pflanzliche Ernährung kann dazu beitragen, dieses Risiko zu senken.

Pflanzliche Lebensmittel haben oft:

- weniger Kalorien
- mehr komplexe Kohlenhydrate
- mehr Ballaststoffe
- weniger Fett
- viele Nährstoffe

Deswegen haben Menschen, die sich vegan ernähren, im Durchschnitt ein gesundes Körpergewicht. Warum? Gerichte, die reich an Ballaststoffen (Vollkorn, Hülsenfrüchte, Gemüse) sind, helfen länger satt zu bleiben. Auch Nüsse, obwohl sie viele Kalorien und Fette haben, können paradoxerweise beim Abnehmen helfen. Sie machen lange satt und führen dazu, dass du insgesamt weniger isst. Sie enthalten zudem ungesättigte Fettsäuren, die deinen Stoffwechsel anregen können.

Pflanzenbasierte Kost als Schutzschild gegen Bluthochdruck

Etwa 25 Prozent der normalgewichtigen Personen leiden unter Bluthochdruck, bei übergewichtigen Menschen sind es bis zu 75 Prozent. Weil Veganer:innen seltener übergewichtig sind, haben sie auch seltener Bluthochdruck.

Das Gefährliche am Bluthochdruck

Bluthochdruck gilt als „silent killer" – du siehst ihn nicht, du hörst ihn nicht, du spürst ihn nicht. Und dennoch kann er eine tickende Zeitbombe für dich sein. Die Folge: Gefäßschäden, Herzinfarkte, Schlaganfälle.

Risikofaktor: Übergewicht

Übergewicht kann das Risiko für hohen Blutdruck stark erhöhen. Jedes bisschen extra fällt ins Gewicht, jede BMI-Einheit mehr kann das Risiko um etwa 8 Prozent erhöhen. Übergewichtige Männer haben ein um 42 Prozent erhöhtes

Risiko hohen Blutdruck zu bekommen, bei sehr starkem Übergewicht (Adipositas) sogar ein fast doppelt so hohes.

Das erhöht den Blutdruck

Wenn du übergewichtig bist, muss das Herz mehr arbeiten, es pumpt mehr Blut durch den Körper.

Viel Fett, besonders um den Bauch, trägt dazu bei, dass dein Körper zu viel Insulin produziert. Das kann dazu führen, dass der Körper mehr Salz und Wasser zurückhält, statt es über die Nieren auszuscheiden.

Außerdem sorgt Übergewicht dafür, dass die Blutgefäße enger und steifer werden.

TIPP VOM VEGAN-DOC

Ein gesundes Körpergewicht halten, regelmäßig Sport treiben, Stress reduzieren, nicht rauchen und wenig Alkohol trinken helfen dabei den Blutdruck niedrig zu halten. Ebenso die richtige Ernährung: Sojaprodukte, Nüsse, Obst und Gemüse sind besonders gut geeignet, um den Blutdruck zu regulieren. Dies liegt unter anderem an den enthaltenen Mineralien und Pflanzenstoffen, die die Blutgefäße entspannen können. Auch Nüsse können den Blutdruck positiv beeinflussen, vor allem durch ihre ungesättigten Fettsäuren, Antioxidantien und Mineralstoffe.
Studien haben gezeigt, dass der Konsum von Soja den Blutdruck bei übergewichtigen Patienten deutlich senken kann. Bei 50 bis 60 Prozent aller Personen mit Bluthochdruck hilft zudem eine salzärmere Ernährung. Volles Korn, Obst und Gemüse senken also nachweislich den Druck im Leben.

Pflanzenbasierte Kost als Schutzschild gegen Fettstoffwechselstörungen

Der Verzicht auf Wurst, rotes Fleisch, Käse und Milchprodukte zugunsten von Nüssen, Ölsaaten und -früchten (Oliven) erhöht den Anteil an ungesättigten Fettsäuren und verbessert damit den Fettstoffwechsel.

Nicht immer bist du für deine erhöhten Cholesterinwerte selbst verantwortlich. Genetik und Alter spielen dabei eine große Rolle. Der Rest liegt an uns und unserer Ernährung.

Die wichtigsten Risikofaktoren (laut Deutscher Gesellschaft für Ernährung, DGE)

- Übergewicht oder Fettleibigkeit
- zu viele cholesterinhaltige Lebensmittel auf dem Teller
- viel Fetthaltiges und gesättigte Fettsäuren auf dem Teller
- höherer Kalorienkonsum als der Bedarf

Da genetische Risikofaktoren nicht beeinflussbar sind, spielen Ernährung und Lebensstil (wie Bewegung, Alkohol- und Nikotinkonsum) eine entscheidende Rolle bei der Prävention.

Wichtiger Faktor: Die Fett-Qualität

1. Ein- und mehrfach ungesättigte Fettsäuren (Oliven, Rapsöl) können dazu beitragen, den Gesamtcholesterinspiegel sowie das LDL-Cholesterin (Risiko für Arterienverkalkung) zu senken.
2. Omega-6-Fettsäuren wie Linolsäure haben – man könnte fast sagen – eine Superpower: Sie wirken ganz ähnlich wie eine hocheffektive Medikamentenklasse (PCSK9-Inhibitoren) zur Senkung von LDL-Cholesterin. Diese sorgt für eine vermehrte Aufnahme von Cholesterin: raus aus der Blutbahn, wo es Schäden anrichten kann, hinein in die Leberzellen zur Verstoffwechselung und zum Abbau.
3. Ungesättigte Fettsäuren wirken auf eine sehr ähnliche Art und Weise – quasi wie ein Medikament auf dem Teller.

4. Die Omega-3-Fettsäure Alpha-Linolensäure (ALA) kann sowohl das Gesamtcholesterin als auch das LDL-Cholesterin senken und die Triglyceridkonzentration (Durchblutungsstörungen, Entzündungen) reduzieren.

Ballaststoffe als Cholesterinsenker

Durch den regelmäßigen Verzehr ballaststoffreicher Lebensmittel können sowohl das Gesamtcholesterin als auch das LDL-Cholesterin gesenkt werden, vor allem mit diesen Stoffen:

- Beta-Glukan (Gerste und Hafer)
- Pektin (Äpfel und Birnen)
- Fructo-Oligosaccharide (Roggen und Weizen)
- Psyllium (Flohsamenschalen)
- Inulin (Roggen)
- Guar

Diese Ballaststoffe binden Gallensäuren (hergestellt aus Cholesterin) im Darm und fördern deren Ausscheidung über den Stuhl. Der Körper versucht, den Verlust auszugleichen. Im Zuge dessen nimmt er vermehrt LDL-Cholesterin aus der Blutbahn in die Leber auf. So kann der Cholesterinspiegel um etwa fünf bis 10 Prozent gesenkt werden.

Unterm Strich: Ballaststoffe, weniger gesättigte Fettsäuren und Transfettsäuren, mehr einfach- und mehrfach ungesättigte Fettsäuren – und die Gefäße werden es dir danken.

STUDIE GEFÄLLIG?

Ein Lipidprofil ist dein persönlicher gesundheitlicher Fußabdruck, was den Fettstoffwechsel betrifft, bei dem Veganer:innen besser abschneiden: Sie haben im Schnitt niedrigere Gesamtcholesterinwerte (Daten aus der EPIC-Oxford-Studie). Eine weitere Untersuchung zeigte, dass männliche Vegetarier niedrigere Gesamtcholesterin-, LDL-Cholesterin- und Triglyceridspiegel hatten als Mischköstler.

Pflanzenbasierte Kost als Schutzschild gegen Diabetes mellitus

Die Entstehung von Diabetes mellitus Typ 2 ist mit abdomineller Adipositas verbunden – also quasi dem Hüftspeck, der sich vor allem am Bauch anlegt. Dass Veganer:innen seltener übergewichtig sind, hat daher einen günstigen Effekt. Die erhöhte Ballaststoffzufuhr wirkt sich ebenfalls positiv auf den Blutzucker aus, sowohl präventiv als auch bei bereits bestehender Erkrankung.

Was ist eigentlich Diabetes?

Diabetes mellitus (einst die „Zuckerkrankheit") ist eine chronische Stoffwechselerkrankung, bei der der Körper entweder nicht genug Insulin produziert oder das produzierte Insulin nicht effektiv nutzt. Bei Diabetes bleibt der Blutzuckerspiegel dauerhaft erhöht, was zu verschiedenen gesundheitlichen Problemen führen kann, darunter Herz-Kreislauf-Erkrankungen, Nieren- und Nervenschädigungen.

Eine gesunde Ernährung, regelmäßige Bewegung und Medikamente können helfen, Diabetes zu kontrollieren.

Ärzt:innen beschäftigt eher der Typ-2-Diabetes, bei dem der Körper Insulin nicht effektiv nutzen kann. Er gilt als typische Zivilisationskrankheit, betrifft weltweit mehr als eine halbe Milliarde Menschen und ist in den meisten Fällen „hausgemacht".

Ballaststoffe gegen Diabetes

Ballaststoffe tragen dazu bei, dass wir uns nach dem Essen länger satt fühlen, der Blutzuckerspiegel langsamer ansteigt und sich die Empfindlichkeit des Körpers gegenüber Insulin verbessert. Besonders lösliche Ballaststoffe aus Getreideprodukten haben positive Effekte auf den Blutzuckerspiegel.

So funktioniert's

1. Lösliche Ballaststoffe werden im Dickdarm von Darmbakterien zu kurzkettigen Fettsäuren verarbeitet. Diese fördern die Freisetzung von einem Hormon (GLP1), das die Insulinausschüttung reguliert.
2. Ballaststoffreiche Nahrungsmittel lösen den „second-meal-effect" aus und können damit den Blutzuckerspiegel nach der nächsten Mahlzeit positiv

beeinflussen. Second-Meal-Effect bedeutet, dass die Nahrungsmittel, die wir vorher gegessen haben, die Reaktion unseres Körpers auf die nächste Mahlzeit beeinflussen können. Was wir abends gegessen haben, hat beispielsweise einen Effekt auf die Verarbeitung des Frühstücks.

Auch wenn dieser Mechanismus noch nicht vollständig geklärt ist, bringt er doch einen weiteren interessanten Aspekt in der Gestaltung unseres Ernährungsplans.

STUDIE GEFÄLLIG?

In einer großen Studie wurde festgestellt, dass der regelmäßige Verzehr von Beeren, Äpfeln und Trauben mit einem geringeren Diabetesrisiko verbunden ist. Beeren können quasi wie ein „Gegenmittel" zu ungünstigen Lebensmitteln wirken. Zum Beispiel konnte gezeigt werden, dass der Verzehr von Beeren zu einer geringeren Insulinreaktion nach dem Essen von Weißbrot führt, der Blutzucker also stabil bleibt. Eine andere Studie mit Typ-2-Diabetiker:innen zeigte eine Verbesserung, wenn sie täglich zwei Portionen Hülsenfrüchte aßen. Dabei verringerte sich ihr HbA1c-Wert (der sogenannte „Langzeit-Zucker") um etwa 0,5 Prozent – also keine einmalige Sache, sondern eine dauerhaft günstige Strategie.

PFLANZENBASIERTE ERNÄHRUNG ALS MEDIZIN

Krankheiten wie Übergewicht, Bluthochdruck, Diabetes und Fettstoffwechselstörungen werden „ernährungsbedingt" genannt. Sie entstehen oft durch ein Zuviel an Weißmehlprodukten, gesättigten Fettsäuren, Salz und gesüßten Getränken sowie zu wenig Ballaststoffen.

„Lass Nahrung deine Medizin sein“

Diese Aussage wird dem griechischen Arzt Hippokrates zugeschrieben. Angesichts dessen, was auf dem mitteleuropäischen Teller landet, konnte er mit seiner Botschaft scheinbar nicht ganz überzeugen. Dabei können abwechslungsreiche, vollwertige, pflanzenbasierte Ernährungsweisen dazu beitragen, Krankheiten vorzubeugen und zu behandeln.

Was macht die Pflanzen-Power aus?

Pflanzliche Lebensmittel, die wenig verarbeitet sind, gelten als besonders gesund. Gemeint sind Vollkornprodukte, Hülsenfrüchte, Nüsse und Samen wie Leinsamen, Chiasamen, Sesam, Kürbiskerne und Sonnenblumenkerne. Ihre Benefits:

- sie enthalten viele Nährstoffe
- sie enthalten reichlich Ballaststoffe
- sie bringen bioaktive Substanzen mit
- sie versorgen dich mit gesunden Fettsäuren
- sie haben wenig Kalorien
- sie machen lange satt

„... und Medizin deine Nahrung“

Im Zweiten Satzteil stellt Hippokrates auch klar, dass die Natur zahlreiche natürliche Medikamente in ihrem Garten anbietet. Tatsächlich beinhalten pflanzliche Lebensmittel zusätzlich wertvolle Stoffe, denen explizit eine gesundheitsfördernde Wirkung zugeschrieben wird. Es sind diese bioaktiven Substanzen, die nicht als Nährstoffe gelten.

Bioaktive Substanzen sind quasi natürliche Medikamente als Draufgabe.

Sekundäre Pflanzenstoffe – natürliche Medizin

Zu den bioaktiven Substanzen gehören sekundäre Pflanzenstoffe. „Sekundär“ heißen sie deshalb, weil sie nicht direkt zur Ernährung der Pflanzen beitragen. Sie haben andere Funktionen in den Bereichen Abwehr gegen Krankheiten, Farbe, Geruch oder Geschmack.

Dachte man früher, sie seien eher schädlich, wissen wir heute, dass sie gesundheitlich vorteilhaft wirken:

- antioxidativ (zellschützend)
- antimikrobiell
- antithrombotisch (Schutz vor Verengung der Blutgefäße)
- antikanzerogen (gegen Krebs)
- immunstärkend
- entzündungshemmend
- blutdruckregulierend
- cholesterinsenkend
- blutzuckerregulierend

Auch wenn sie pflanzlichen Ursprungs sind, sind diese Substanzen durchaus medizinisch wirksam. Sie gelten als sicher – wenn sie in den üblichen Verzehrmengen und mit entsprechenden Küchenzubereitungsmethoden verwendet werden.

GESUND UND SICHER VEGAN

Eine ausgewogene, vollwertige und abwechslungsreiche pflanzliche Ernährung hat zahlreiche gesundheitliche Vorteile. Gründe dafür sind die Fülle an bioaktiven Stoffen wie Ballaststoffen oder sekundären Pflanzenstoffen, ein günstiges Fettsäureprofil und insgesamt weniger Kalorien und reichlich Nährstoffe auf dem Teller.
Diese Art der Ernährung schützt vor Übergewicht sowie ernährungsmitbedingten Erkrankungen wie Diabetes, Bluthochdruck, Herz-Kreislauf-Beschwerden oder Fettstoffwechselstörungen. Zudem ist pflanzenbasierte Ernährung eine wichtige therapeutische Säule dieser Erkrankungen und hilft dabei die Gesundheit zu verbessern.

Top 10 der Medikamente aus dem pflanzlichen Arzneischrank

#1 SAPONINE

Senken den Cholesterinspiegel, unterstützen die Herzgesundheit und lindern Entzündungen. Stecken in: Linsen, Erbsen, Kartoffeln, Knoblauch

#2 CAROTINOIDE

Schützen die Augen und die Zellen. Haben antioxidative (zellschützende) Eigenschaften, die die Zellen vor Schäden durch freie Radikale schützen können. Stecken in: Süßkartoffel, Karotten

#3 GLUKOSINOLATE

Wirken als Immunbooster und gegen Bakterien und beugen möglicherweise Krebs vor. Stecken in: Brokkoli, Kohlrabi, Blumenkohl

#4 TERPENE

Wirken entzündungslindernd, antioxidativ und antikanzerogen (gegen Krebs). Stecken in: Tomaten, Karotten, Kürbis

#5 PHYTINSÄURE

Schützt vor Krebs (antikanzerogen). Steckt in: Vollkorngetreide, Hülsenfrüchten, Nüssen

#6 PHYTOSTERINE

Senken den LDL-Cholesterinspiegel („schlechtes“ Cholesterin), fördern die Herzgesundheit. Stecken in: Nüssen, Sonnenblumenkernen, Kürbiskernen, Sojabohnen

#7 PROTEASE-INHIBITOREN

Unterstützen die Blutzuckerkontrolle bei Diabetes, wirken möglicherweise krebsvorbeugend. Stecken in: Hülsenfrüchten

#8 POLYPHENOLE

Wirken zellschützend und entzündungslindernd. Stecken in: Kaffee, Schwarztee, Grüntee, Kakao

#9 SULFIDE

Senken den Blutdruck und den Cholesterinspiegel, unterstützen die Herzgesundheit, beugen möglicherweise Krebs vor. Stecken in: Knoblauch, Zwiebelgewächsen

#10 PHYTOÖSTROGENE

Unterstützen die Knochengesundheit. Vor allem Isoflavone können bei Osteoporose nach der Menopause einen Schutz vor Knochenschwund bieten. Beugen möglicherweise bestimmten Krebserkrankungen vor. Stecken in: Sojaprodukten

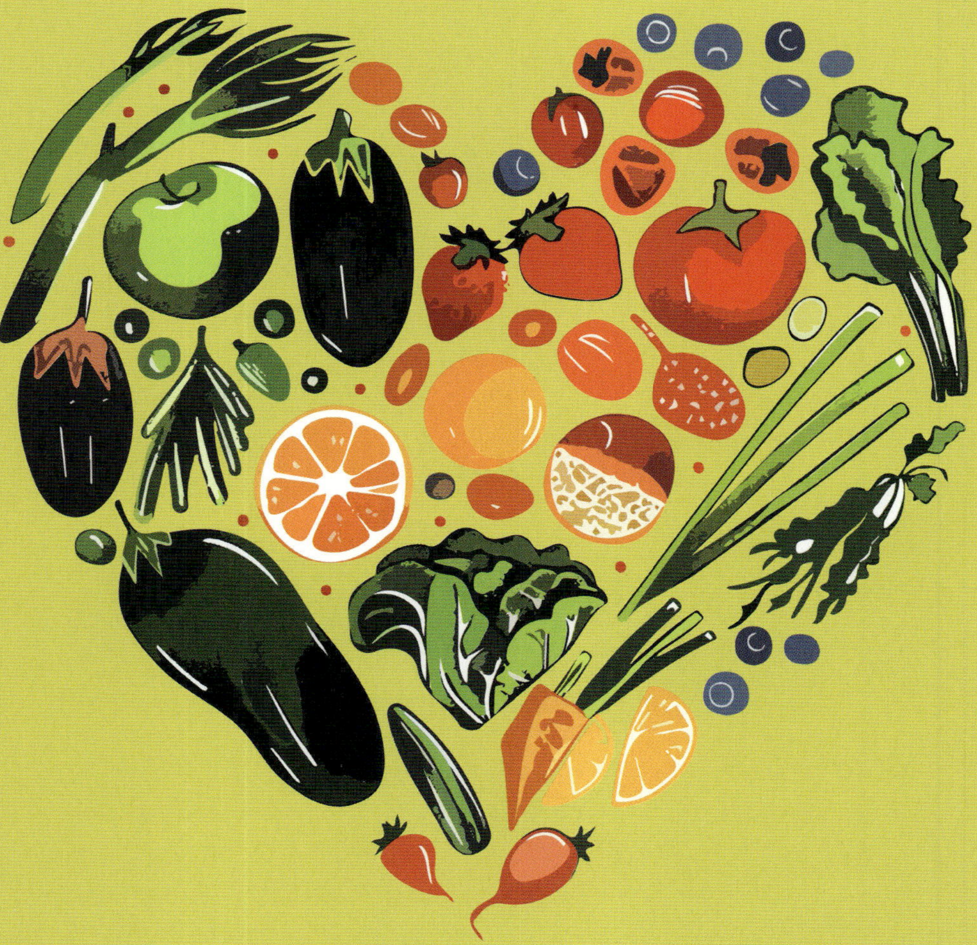

TEIL 4

Vegan für alle? 102

Vegane Schwangerschaft 102

Vegane Stillzeit 114

Vegane Beikost 120

Vegane Kindheit 123

Vegan Trainieren 130

VEGAN IN ALLEN LEBENS-PHASEN

VEGAN FÜR ALLE?

Wenngleich mittlerweile ein breiter Konsens herrscht, dass eine pflanzenbasierte Kost gesundheitsfördernd ist, gibt es nach wie vor Bedenken: Kann eine vegane Ernährung auch in kritischen Lebensphasen ausreichend Nährstoffe liefern? Schließlich ist gerade in Kindheit, Schwangerschaft, Stillzeit die Sorge groß, aufgrund einer Unterversorgung möglicherweise Folgeschäden zu riskieren. Auch bei kranken Menschen oder Sportlern steht das Vorurteil im Raum, dass nur tierische Produkte ausreichend Nährstoffe liefern können. Die Diskussion um vegane Ernährung wird gerade hier besonders heftig geführt.

Kurz beantwortet: Eine pflanzenbasierte Ernährung scheint (unter Vorbehalt) in jeder Lebensphase möglich zu sein, stellt aber eine Herausforderung dar und bedarf einer sorgsamen Zusammenstellung des Ernährungsplans sowie einer fachkundigen Ernährungsberatung.

Das sagen die Fachgesellschaften

Acht internationale Fachgesellschaften vertreten heute (Stand 2024) den Standpunkt, dass eine gut geplante vegane Ernährung für Erwachsene, Schwangere, Stillende, Säuglinge, Kinder, Jugendliche und ältere Menschen geeignet ist. Die Deutsche Gesellschaft für Ernährung gibt für Kinder, Jugendliche, Schwangere, Stillende und ältere Menschen keine Empfehlung für oder gegen eine vegane Ernährung. Sie weist aber darauf hin, dass diese Gruppen besonders gute Ernährungskenntnisse benötigen und eine sorgfältig geplante Ernährung, inklusive Vitamin-B12-Supplementierung und ausreichender Nährstoffversorgung, eine noch größere Bedeutung hat als für die gesunde Allgemeinbevölkerung.

VEGANE SCHWANGERSCHAFT

Frauen, die aus ethischen Gründen vegan leben und schwanger werden, sind in dieser Phase oft verunsichert: Bin ich damit eine verantwortungsvolle Mutter? Ist das überhaupt möglich, ohne gesundheitliche Schäden für mein Kind in Kauf zu nehmen? Was muss ich beachten? Auch aus Familie und Freundeskreis gibt es Bedenken, und selbst beim Arztbesuch wird man darauf angesprochen, ob das so eine prächtige Idee ist. Eine überaus emotionale Debatte, die hier geführt wird. All diese Bedenken sind nicht unbegründet, denn du musst genau Bescheid wissen, welche Nährstoffe du in dieser sensiblen Phase benötigst. Und du solltest dich von Ernährungsexpert:innen und versierten Mediziner:innen dabei begleiten lassen.

Vegan besser schwanger

Dennoch wollen wir kurz den Spieß umdrehen und den Fokus auf die positiven Auswirkungen einer veganen Schwangerschaft und Stillzeit lenken.

Vorteile einer veganen Ernährung für die Mutter:

1. Hoher Gehalt an Nährstoffen

Vegane Kost ist in der Regel reich an Vitaminen, Mineralstoffen, Antioxidantien und Ballaststoffen. Und da vegan lebende Menschen meist sehr genau darauf achten, was sie essen, ist auch das Nährstoffprofil besser.

2. Gewichtskontrolle

Eine pflanzenbasierte Ernährung kann helfen, ein gesundes Gewicht zu halten und übermäßige Gewichtszunahme während der Schwangerschaft zu vermeiden.

3. Herzgesundheit

Vegane Ernährung ist in der Regel arm an gesättigten Fetten und Cholesterin, was das Risiko von Herzerkrankungen verringern kann.

4. Blutdruckkontrolle

Der höhere Gehalt an Kalium und die geringere Natriumzufuhr in einer veganen Ernährung können helfen, den Blutdruck zu regulieren.

5. Reduziertes Risiko für Schwangerschaftskomplikationen

Studien haben gezeigt, dass eine pflanzenbasierte Ernährung, in Kombination mit regelmäßiger Bewegung, das Risiko für Schwangerschaftsvergiftung (Präeklampsie) senken kann.

6. Weniger Schwangerschaftsdiabetes

Eine Ernährung, die reich an Ballaststoffen und arm an kaloriendichten Lebensmitteln wie Weißmehlprodukten, Fleisch- und Wurstwaren ist, kann das Risiko eines Schwangerschaftsdiabetes (Gestationssdiabetes) reduzieren.

FAHRPLAN FÜR EINE SICHERE, VEGANE SCHWANGERSCHAFT:

- Eine Ergänzung mit Vitamin B12 durch Nahrungsergänzungsmittel
- tägliche Substitution von 150 Mikrogramm Jod
- 250 Milligramm DHA (Docosahexaensäure – eine langkettige Omgea-3-Fettsäure)
- 200–400 Milligramm Cholin
- in den sonnenarmen Monaten 2000–4000 IE (internationale Einheiten) Vitamin D
- (je nach Kostzusammenstellung) 400 Mikrogramm synthetische Folsäure
- 1µg Selen pro Kilogramm (kg) Körpergewicht
- Und: regelmäßige Kontrollen sowie eine medizinische Begleitung

Vorteile einer veganen Ernährung für das Kind:

- Gesunde Entwicklung

Eine gut geplante vegane Ernährung, bei der auf eine entsprechende Substitution kritischer Nährstoffe geachtet wird, kann alle notwendigen Nährstoffe liefern, die für die gesunde Entwicklung des Babys erforderlich sind, einschließlich Proteine, Vitamine (wie B12 und D), Eisen, Kalzium, Jod und Omega-3-Fettsäuren.

- Gesundes Geburtsgewicht

Die Studienlage deutet darauf hin, dass Babys von veganen Müttern tendenziell ein gesundes Geburtsgewicht haben.

- Weniger Gefahren durch Lebensmittelinfektionen

Problematische Keime wie Salmonellen, Listerien oder Toxoplasmen können für das Ungeborene gefährlich werden. Diese finden sich vorwiegend auf rohen oder auch unzureichend gekochten tierischen Lebensmitteln. Das Risiko lässt sich mit Verzicht auf Geflügel, Eier oder Sushi zumindest einigermaßen reduzieren.

- Langfristige Gesundheitsvorteile

Laut Theorie der „frühen Lebensprogrammierung" kann vegane Ernährung das kindliche Risiko senken, im späteren Leben bestimmte chronische Krankheiten wie beispielsweise Übergewicht, Diabetes und Herz-Kreislauf-Erkrankungen zu bekommen.

Ernährung in der Schwangerschaft: vollwertig und kaloriendeckend

Während der Schwangerschaft besteht ein erhöhter Nährstoffbedarf für Wachstum und Entwicklung deines Kindes. Was nicht bedeutet, dass du für zwei essen musst, aber du musst für zwei denken: Denn gerade in dieser sensiblen Phase darfst du bestimmte Nährstoffe keinesfalls vergessen. Daher ist es sehr wichtig, dass du dich gründlich mit dem Thema Ernährung auseinandersetzt.

Das richtige Maß

Der Energiebedarf steigt während der Schwangerschaft nur moderat an. Ab dem zweiten Schwangerschaftsdrittel benötigen Schwangere, die weiterhin körperlich aktiv sind, etwa 250 zusätzliche Kalorien pro Tag, im letzten Drittel etwa zusätzlich 500 Kalorien.

TIPP VOM VEGAN-DOC

Für vegane Schwangere ist es besonders wichtig, auf eine ausreichende Kalorien- und Proteinzufuhr zu achten. Eine unzureichende Kalorienzufuhr kann zu einem Energie- und Nährstoffmangel führen, was wiederum das Gewicht, die Entwicklung und die Neurokognition (Gehirnentwicklung) des Kindes beeinträchtigen kann.
Eine zu geringe Gewichtszunahme während der Schwangerschaft kann sich ebenfalls negativ auf das Wachstum und die Entwicklung des Ungeborenen auswirken.

Die kritischen Nährstoffe in der Schwangerschaft

Vitamin B2 (Riboflavin)

Während der Schwangerschaft ist der Bedarf an Vitamin B2 höher, weil Riboflavin als wichtiger Bestandteil von Enzymen an vielen Körperreaktionen beteiligt ist. Dazu gehören das Zellwachstum und der Stoffwechsel von Energie, Proteinen sowie anderen B-Vitaminen.

Gute Quellen: Samen, Nüsse, Vollkorngetreide, Hülsenfrüchte, Brokkoli und Grünkohl
Empfohlene Menge in der Schwangerschaft:
ab dem zweiten Trimester 1,3 Milligramm pro Tag
ab dem dritten Trimester 1,4 Milligramm pro Tag

Eiweiß

Der Proteinbedarf steigt ab dem vierten Schwangerschaftsmonat an, weil neue Gewebe wie die Plazenta und das Wachstum des Fötus zusätzliches Eiweiß erfordern.

Gute Quellen: Vollkorngetreide, Hülsenfrüchte, Nüsse, Tofu, Seitan
Empfohlene Menge in der Schwangerschaft:
Ab dem vierten Monat der Schwangerschaft 0,9 Gramm pro Kilogramm Körpergewicht
Im letzten Trimester 1,0 Gramm pro Kilogramm Körpergewicht
Insgesamt steigt der tägliche Proteinbedarf während der Schwangerschaft um etwa 10 bis 15 Gramm.

Vitamin B6 (Pyridoxin)

Vitamin B6 ist wichtig für den Stoffwechsel von Proteinen, die Bildung von Hämoglobin (roter Blutfarbstoff), die Funktion des Immunsystems, die Gesundheit des Nervensystems, die Regulation von Hormonen und den Aufbau von Körpergewebe.

Gute Quellen: Vollkorngetreide, Weizenkeime, Bohnen, Linsen, Kohl, Feldsalat, rote Paprika, Haselnüsse, Walnüsse, Hefeflocken
Empfohlene Menge in der Schwangerschaft:
im ersten Trimester 1,5 Milligramm pro Tag
im zweiten und dritten Trimester 1,8 Milligramm pro Tag

TIPP VOM VEGAN-DOC

Da Vitamin B6 wasserlöslich ist, können beim Kochen etwa 30–45 Prozent des Vitamins verloren gehen. Auch durch Hitze, UV-Bestrahlung und trockene Lagerung kann Vitamin B6 inaktiviert werden und seine Wirksamkeit verlieren. Um den Verlust von Vitamin B6 zu minimieren, kannst du Lebensmittel schonend garen, dünsten oder dämpfen anstatt sie zu stark zu erhitzen.

Essenzielle Fettsäuren

Die langkettigen Omega-3-Fettsäuren Eicosapentaensäure (EPA) und Docosahexaensäure (DHA) haben positive Auswirkungen auf die Gesundheit in allen Lebensphasen. DHA ist ein Hauptbestandteil von Nerven- und Netzhautzellen und kann den Verlauf der Schwangerschaft verbessern. Eine bedarfsorientierte Versorgung könnte das Risiko für Frühgeburten, für Schwangerschaftsvergiftung (Präeklampsie) und Schwangerschaftsdiabetes senken. Und es gibt Hinweise darauf, dass eine ausreichende DHA-Versorgung wichtig für das gesunde Wachstum des Kopfes des Kindes ist. Linolsäure und Arachidonsäure sind auch wichtig für die fetale Entwicklung, sie sind jedoch keine kritischen Nährstoffe – die Versorgung mit diesen ist in der Regel gut.

Gute Quellen: Nahrungsergänzungsmittel
Empfohlene Menge in der Schwangerschaft:
Ärztlicher Rat: Eine Substitution von DHA in der Schwangerschaft von mindestens 200 Milligramm täglich

TIPP VOM VEGAN-DOC

Unter bestimmten Bedingungen kann der Körper EPA und DHA aus Alpha-Linolensäure (ALA) selbst bilden. Diese muss ausreichend über die Nahrung aufgenommen werden.
Quellen: Leinsamen, Chiasamen, Hanfsamen, Walnüsse, Leinöl, Chiaöl, Rapsöl, Walnussöl.
Empfohlene Menge in der Schwangerschaft:
etwa 2–4 Gramm ALA pro Tag.
Das ist enthalten in 1–2 Teelöffeln Leinöl.

Sonnenblumen-, Maiskeimöl oder Fertigprodukte mindern die Aufnahme.

Vitamin B12

Vitamin B12 gilt als Knackpunkt der veganen Ernährung. Umso mehr muss in der sensiblen Lebensphase einer Schwangerschaft auf eine ausreichende Versorgung geachtet werden. Ein Mangel an Vitamin B12 während der Schwangerschaft kann beispielsweise zu bleibenden neurologischen Schäden beim Kind führen, einschließlich Neuralrohrdefekten (Fehlbildungen). Auch bei der Mutter kann es dadurch zu Blutarmut und damit verbundener Müdigkeit und Schwäche oder auch neurologischen Problemen kommen. Cholin, das mithilfe von Vitamin B12 entsteht, spielt eine Schlüsselrolle bei der Entwicklung des Nervensystems und bei der Übertragung von Signalen zwischen Nerven und Muskeln.

Gute Quellen: Nahrungsergänzungsmittel
Empfohlene Menge in der Schwangerschaft:
4,5 Mikrogramm pro Tag

TIPP VOM VEGAN-DOC

Da das Vitamin von Anbeginn für die gesunde Entwicklung des Kindes benötigt wird, ist es ratsam den Vitamin-B12-Status vor einer geplanten Schwangerschaft zu überprüfen. Du solltest rechtzeitig mit Vitamin-B12-Substitution beginnen, um mögliche irreparable Schäden für dich und dein Kind zu vermeiden. Verlass dich dabei nicht auf angereicherte Nahrungsmittel wie Milch- und Fleischalternativen, sondern greife zu Nahrungsergänzungsmitteln. Bestenfalls überprüfst du den Vitamin-B12-Status regelmäßig.

Cholin

Cholin ist an der DNA-Synthese, der Zellteilung und der Regulierung des Homocysteinspiegels beteiligt und spielt dadurch eine Schlüsselrolle für die neurologische Gesundheit und die Entwicklung im Mutterleib.

Cholin kann die Entwicklung des Gehirns und der Nerven beeinflussen.

Eine Meta-Analyse aus dem Jahr 2022 ergab, dass eine niedrige Cholinaufnahme mit einem höheren Risiko für Neuralrohrdefekte (Fehlbildungen) verbunden sein kann.

Gute Quellen: Sojabohnen, Hülsenfrüchte, Nüsse, Samen, Quinoa, Buchweizen sowie Obst und Gemüse. Sojalecithin aus Lecithinpräparaten.
Achtung: Cholin macht ungefähr 13 Prozent des Gewichts von Phosphatidylcholin aus. Ein Supplement mit 3080 Milligramm Phosphatidylcholin enthält ungefähr 400 Milligramm Cholin.
Empfohlene Menge in der Schwangerschaft:
zwischen 450 Milligramm und 480 Milligramm pro Tag
Im zweiten und dritten Schwangerschaftsdrittel bis zu 800 Milligramm pro Tag

Folat

Folat wird häufig mit Folsäure gleichgesetzt. Das ist nicht ganz richtig. Vielmehr handelt sich um die natürliche Form von Vitamin B9, die in Lebensmitteln vorkommt und für die Zellteilung und die Produktion von roten Blutkörperchen wichtig ist. Folsäure hingegen ist die synthetische Form von Vitamin B9, die in Nahrungsergänzungsmitteln und angereicherten Lebensmitteln verwendet wird.

Folat spielt eine wichtige Rolle bei Zellteilungsvorgängen, besonders während Schwangerschaft und Stillzeit, da es die Gewebebildung von Mutter und Kind unterstützt. Wenn das ungeborene Kind nicht ausreichend mit Folat versorgt ist, können schwere Probleme wie Neuralrohrdefekte (Fehlbildungen) auftreten.

Gute Quellen: grünes Gemüse, Hülsenfrüchte, Nüsse und Vollkornprodukte
Empfohlene Menge in der Schwangerschaft:
550 Mikrogramm am Tag, zusätzlich 400 Mikrogramm synthetische Folsäure pro Tag, mindestens 4 Wochen vor der Empfängnis (was zugegebenermaßen recht schwer abzuschätzen ist).

Eisen

In der Schwangerschaft benötigt der Körper mehr Eisen, weil die Plazenta aufgebaut, mehr Blut gebildet und Eisen an den Fötus abgegeben wird. Ein Mangel an Eisen kann zu Blutarmut bei der Mutter führen und möglicherweise das Risiko für Frühgeburt, niedriges Geburtsgewicht und sogar kindlichen Tod erhöhen. Zudem könnte ein Eisenmangel der Mutter die geistige Entwicklung des Kindes beeinträchtigen.

Gute Quellen: grünes Gemüse, Hülsenfrüchte, Nüsse und Vollkornprodukte. Um die Aufnahme zu verbessern, zusätzlich Vitamin-C-reiche Lebensmittel dazu essen: Erdbeeren, Paprika, Johannisbeeren, Brokkoli
Empfohlene Menge in der Schwangerschaft:
etwa 27 Milligramm Eisen pro Tag

Jod

Jodmangel ist die weltweit häufigste Ursache für vermeidbare neurologische Entwicklungsstörungen bei Kindern. Jod ist entscheidend für die Produktion von Schilddrüsenhormonen, die nicht nur wichtig für den Stoffwechsel aller Organe sind, sondern auch eine Schlüsselrolle in der Entwicklung des Gehirns und des Nervensystems spielen, insbesondere während der Schwangerschaft und kurz nach der Geburt. In den ersten Schwangerschaftswochen ist der Fötus besonders auf die Schilddrüsenhormone der Mutter angewiesen, um seine Nervenbahnen richtig auszubilden und zu schützen. Schwerer Jodmangel während der Schwangerschaft kann also gravierende Folgen haben, darunter eine erhöhte Gefahr für Totgeburten, kindliche und mütterliche Gesundheitsprobleme wie Kropf und Wachstumsstörungen, sowie schwere geistige und körperliche Beeinträchtigungen. Durch angemessene Jodzufuhr können diese Risiken jedoch vermieden werden.

Gute Quellen: jodiertes Speisesalz, Algen mit moderatem Jodgehalt (Nori), Nahrungsergänzungsmittel (100–150 Mikrogramm pro Tag)
Empfohlene Menge in der Schwangerschaft:
Für Österreich und Deutschland: 230 Mikrogramm pro Tag

Vitamin D

Ein niedriger Vitamin-D-Spiegel der Mutter während der Schwangerschaft kann bei Säuglingen mit einem höheren Risiko für Knochenprobleme, Zahnprobleme und Aufmerksamkeitsdefizit-Hyperaktivitätsstörungen verbunden sein.

Eine Überprüfung aus dem Jahr 2020 zeigt, dass eine Vitamin-D-Ergänzung während der Schwangerschaft bei Frauen mit niedrigem Vitamin-D-Spiegel das Wachstum des ungeborenen Kindes verbessern und das Risiko für Frühgeburten, Schwangerschaftsvergiftung (Präeklampsie) und Schwangerschaftsdiabetes verringern kann. Mütter mit ausreichendem Vitamin-D-Spiegel haben zudem weniger mit Zahnproblemen zu kämpfen.

Gute Quellen: Nahrungsergänzungsmittel
Empfohlene Menge in der Schwangerschaft:
800 Internationale Einheiten (IE) täglich
Die Ergebnisse deuten darauf hin, dass höhere Vitamin-D-Dosen (1000–4000 IE/Tag) möglicherweise noch bessere Ergebnisse für Mutter und Kind bringen können.
Der Vitamin-D-Spiegel kann durch Labortests überwacht und bei einem Mangel durch Vitamin-D-Präparate ergänzt werden.

Kalzium

Eine unzureichende Kalziumzufuhr während der Schwangerschaft hat keine direkten Auswirkungen auf das Ungeborene, da der Körper der Mutter Kalzium aus den eigenen Knochen mobilisiert. Das kann zu einer Demineralisierung (Herauslösung von Kalzium aus den Knochen und damit Verlust von Knochensubstanz) bei der Mutter führen. Daher ist es besonders wichtig, auf eine ausreichende Kalziumzufuhr zu achten.

In Phasen, in denen der Körper mehr Kalzium benötigt, steigt die Menge, die aufgenommen wird. Bei Schwangeren verdoppelt sich das Kontingent an Kalzium, das aus der Nahrung in den Körper aufgenommen wird (Absorptionsrate) ab der 12. Woche, um sicherzustellen, dass das ungeborene Kind genug Kalzium bekommt.

Gute Quellen: kalziumangereicherte Pflanzendrinks, kalziumreiches Mineralwasser (mindestens 400 Milligramm pro Liter), Mandeln, Haselnüsse, Grünkohl, Pak Choi, Brokkoli, mit Kalziumsulfat hergestellter Tofu, Rucola, Feldsalat
Empfohlene Menge in der Schwangerschaft:
1000 Milligramm

Vitamin A

Retinsäure, zusammen mit Retinal, spielt eine wichtige Rolle bei der Entwicklung des Embryos bis zur Geburt. Sie ist besonders wichtig für die Entwicklung von Herz, Lunge, Skelett, Blutgefäßen und dem Nervensystem. Retinsäure reguliert auch die Bildung von Armen und Beinen sowie die Ausrichtung des Körpers. Darüber hinaus unterstützt sie die Produktion von Spermien und fördert die Bildung roter Blutkörperchen und die Aufnahme von Eisen.

Außerdem dockt Retinsäure an bestimmte Rezeptoren im Zellkern an und steuert direkt oder indirekt die Aktivität von über 500 Genen.

Gute Quellen: Süßkartoffeln, Kürbis, Karotten, rote Paprika
Empfohlene Menge in der Schwangerschaft:
800 Mikrogramm (Retinolaktivitätsäquivalent) am Tag

TIPP VOM VEGAN-DOC

Eine hohe Aufnahme von hochdosiertem Retinol durch Nahrungsergänzungsmittel kann schädliche Auswirkungen auf die Entwicklung des Fötus haben. Daher sollten Schwangere darauf verzichten.

Eine Überdosierung mit Lebensmitteln, die reich an Beta-Carotin sind, ist jedoch nicht möglich.

Zink

Zink ist ein wichtiger Bestandteil vieler Proteine und Enzyme und ist an zahlreichen biologischen Funktionen in der Schwangerschaft beteiligt. Rund 300 Proteine und Enzyme benötigen Zink, es ist für die Regulierung von Tausenden von Genen mitverantwortlich und damit gerade bei der Entwicklung des Fötus im Mutterleib essenziell. Zink unterstützt zudem das Immunsystem und die Wundheilung, es reguliert die Produktion wichtiger Hormone wie Wachstumshormon, Insulin und Sexualhormone und beeinflusst den Auf- und Abbau bestimmter Neurotransmitter (biochemische Stoffe, die Signale zwischen den Nervenzellen weitergeben).

Gute Quellen: Vollkornprodukte, Hülsenfrüchte, Nüsse und Samen
Obst und Gemüse zu den Mahlzeiten kann die Aufnahme verbessern, ebenso Kochen, Fermentieren oder Keimen.
Empfohlene Menge in der Schwangerschaft:
Erstes Schwangerschaftsdrittel: 7–11 Milligramm am Tag
Zweites und Drittes Schwangerschaftsdrittel: 9–13 Milligramm am Tag
Die Höhe richtet sich nach der Menge an Phytaten (Hemmern).

VEGANE STILLZEIT

Auch in der Stillzeit ist die Ernährung der Mutter besonders wichtig, weil sie direkt die Qualität und Zusammensetzung der Muttermilch beeinflusst, die das Baby erhält. Es spricht prinzipiell nichts gegen Veganismus in dieser Zeit, bedarf aber etwas Sorgfalt und Wissen.

Besonderheiten in der Stillzeit:

1. Mütter benötigen mehr Kalorien, Vitamine und Mineralstoffe, um die Milchproduktion zu unterstützen und ihre eigene Gesundheit zu erhalten.
2. Der Bedarf an bestimmten Nährstoffen ist erhöht.
3. Was die Mutter isst, kann die Zusammensetzung der Muttermilch beeinflussen.
4. Omega-3-Fettsäuren, die wichtig für die Entwicklung des kindlichen Gehirns sind, sollten in der Ernährung der Mutter ausreichend vertreten sein – und auch hier das Verhältnis zur Linolsäure (Omega-6) beachtet werden.
5. Eine ausreichende Flüssigkeitszufuhr und Ernährung sind entscheidend, um eine angemessene Milchproduktion zu gewährleisten. Zu wenig Flüssigkeit oder Nahrung kann die Milchmenge reduzieren.

Am Anfang Muttermilch

In den ersten sechs Monaten kann das Baby ausschließlich Muttermilch bekommen, da sie alle wichtigen Nährstoffe im richtigen Verhältnis enthält.

Die Zusammensetzung der Milch kann allerdings variieren. Zum Beispiel beeinflussen die von der Mutter verzehrten Lebensmittel das Muster der Fettsäuren in der Muttermilch.

Einige Nährstoffe in der Muttermilch bleiben unabhängig von der Ernährung der Mutter gleich. Andere hängen von der Ernährung der Mutter ab. Daher ist es wichtig sich entsprechend gut zu informieren, um sicherzustellen, dass das Baby alle nötigen Nährstoffe erhält.

„Breast is best“

Muttermilch ist die beste Ernährung für die ersten 4 bis 6 Lebensmonate. Sie enthält alle essenziellen Nährstoffe, die ein Säugling für ein gesundes Wachstum und eine optimale Entwicklung benötigt: eine auf die Bedürfnisse des Kindes abgestimmte Mischung aus Proteinen, Fetten und Vitaminen, aber auch wichtigen Antikörpern, die das Immunsystem des Babys stärken und es vor Infektionen und Krankheiten schützen.

Wenn möglich, sollte dem Stillen immer der Vorzug gegeben werden. Stillen stärkt zudem die Bindung zwischen Mutter und Kind und fördert eine gesunde Entwicklung von Kiefer und Zähnen.

Alternative Säuglingsmilch

Nicht immer klappt es mit dem Stillen. In dem Fall hilft industriell hergestellte Säuglingsnahrung. Auch hier gibt es vegane Alternativen, die, wie Studien zeigen, gegenüber der Nahrung aus Kuhmilch keine Nachteile für das Kind haben. Generell ist Säuglingsanfangsnahrung („Pre“- oder „1“-Nahrung) dem Nährstoffbedarf des Kindes angepasst, sodass du auch ohne Stillen auf der sicheren Seite bist und sich dein Kind ebenso prächtig entwickeln kann. Diese Formula-Nahrung auf Sojabasis steht den Produkten aus Kuhmilch um nichts nach: weder beim Wachstum, noch beim Knochenstoffwechsel des Nachwuchses. Eine große Übersichtsstudie zeigte zwar, dass sich die im Soja enthaltenen Isoflavone auch im kindlichen Blut und Harn fanden, es konnten jedoch keinerlei negative Auswirkungen auf die kindliche Entwicklung gezeigt werden.

Wir raten übrigens dringend davon ab die Säuglingsmilch selbst herzustellen – aufgrund der Risiken von mangelnder Hygiene und unzureichender Nährstoffzusammensetzung.

Vitamin B12

Während Schwangerschaft und Stillzeit ist eine Vitamin-B12-Ergänzung besonders wichtig, um eine ausreichende Versorgung zu gewährleisten. Ein Mangel kann zu schweren Entwicklungsstörungen führen, darunter Wachstumsprobleme, bestimmte Arten von Blutarmut und ernste neurologische Schäden.

Während der Schwangerschaft speichert der Fötus Vitamin B12 in der Leber. Säuglinge, deren Mütter ausreichend versorgt sind, haben genügend Vitamin B12 für die ersten Lebensmonate. Ein Mangel tritt meist nicht vor dem vierten Lebensmonat auf. Aber Säuglinge von stillenden Müttern mit B12-Mangel oder solche, die wenig tierische Produkte erhalten, können zwischen dem sechsten und zwölften Monat gesundheitliche Probleme entwickeln.

Deshalb ist es wichtig, den Vitamin-B12-Status schon bei Kinderwunsch, spätestens aber nach Feststellung der Schwangerschaft und während der Schwangerschaft sowie Stillzeit durch Labortests zu überprüfen und die Dosierung entsprechend anzupassen.

Empfohlene Menge in der Stillzeit:
5,5 Mikrogramm pro Tag für die Mutter
zweimal täglich 0,5–1 Mikrogramm als Tropfen während des Stillens für das Baby

Essenzielle Fettsäuren

Essenzielle Fettsäuren sind sehr wichtig für die Entwicklung des zentralen Nervensystems und der Netzhaut. Da Babys Omega-Fettsäuren aus den Vorstufen (LA und ALA) nur eingeschränkt selbst herstellen können, ist es wichtig, dass die Muttermilch ausreichend davon enthält. Besonders die Fettsäure Docosahexaensäure (DHA) ist für die Reifung der neurologischen Prozesse entscheidend und muss daher in genügender Menge vorhanden sein. Empfehlung: DHA zusätzlich einnehmen, um die Muttermilch damit anzureichern.

Empfohlene Menge in der Stillzeit:
200 Milligramm DHA pro Tag für die Mutter

Jod

Jod ist wichtig für die Entwicklung des Gehirns. Menschen, die sich vegan ernähren, nehmen oft zu wenig Jod zu sich. Deshalb ist es wichtig, während des Stillens auf jodiertes Speisesalz und Algen mit einem moderaten Jodgehalt (Nori) in der Ernährung zu achten.

Empfohlene Menge in der Stillzeit:
täglich 260 Mikrogramm Jod für die Mutter. Wir empfehlen diese Menge durch Jodsalz, regelmäßigen Algenkonsum (moderater Jodgehalt, zum Beispiel Nori-Algen) und eine Ergänzung von 100–150 Mikrogramm als Nahrungsergänzungsmittel pro Tag.

Eisen

Muttermilch enthält kaum Eisen, und die Menge bleibt gleich, unabhängig von der mütterlichen Ernährung. Deshalb ist das Baby abhängig von den Eisenreserven, die es im Mutterleib aufgebaut hat. Diese reichen ungefähr bis zum vierten Lebensmonat aus.

Empfohlene Menge in der Stillzeit:
16 Milligramm pro Tag für die Mutter

Vitamin D

In unseren Breitegraden hat es ein Neugeborenes nicht leicht, die erforderliche Menge Vitamin D zu produzieren. Die Sonne macht sich gerade in den Wintermonaten rar, die Säuglinge sind meist gut eingepackt, UV-geblockt und allzu gut vor der Sonne geschützt. Aus gutem Grund rät man davon ab, Säuglinge und Kleinkinder direkter Sonneneinstrahlung auszusetzen, da ihre natürlichen Schutzmechanismen gegen UV-Strahlen noch nicht vollständig entwickelt sind.

Daher wird empfohlen, allen Säuglingen (sowohl gestillten als auch nicht gestillten) für mindestens ein Jahr eine Vitamin-D-Substitution zu geben, um Rachitis (Knochenerweichung) vorzubeugen. Diese Gabe ist wichtig, unabhängig davon, ob der Säugling Vitamin D über die Haut selbst bildet oder ob er es über Muttermilch oder Säuglingsmilchnahrung aufnimmt. Die Vitamin-D-Gabe kann auch über das erste Jahr hinaus fortgesetzt werden und sollte insbesondere in den Wintermonaten erfolgen.

Empfohlene Menge in der Stillzeit:
10 Mikrogramm pro Tag als Tropfen für das Baby

Kalzium

Bei ausschließlichem Stillen wird der Säugling durch die Muttermilch ausreichend mit Kalzium versorgt. Die Menge an Kalzium in der Muttermilch ist unabhängig von der Ernährung der Mutter. Die Kalziumkonzentration in der Muttermilch wird also nicht von dem beeinflusst, was die Mutter isst. Das bedeutet, dass der Körper der Mutter Kalzium aus den Knochen mobilisiert, um die Muttermilch mit Kalzium anzureichern.

TIPP VOM VEGAN-DOC

Du kannst diesem Effekt, dass Kalzium aus deinen Knochen gelöst und diese fragiler werden, entgegenwirken, indem du nach dem Stillen ausreichend Kalzium zu dir nimmst. Es sollten 1000 Milligramm täglich sein. So kann mehr Kalzium wieder in die Knochen eingebaut werden. Achte also auf eine angemessene Kalziumzufuhr, die den Empfehlungen entspricht, und behalte diese hohe Menge sicherheitshalber auch noch einige Monate nach dem Abstillen bei.

Empfohlene Menge in der Stillzeit:
1000 Milligramm am Tag für die Mutter

Vitamin B2

Vitamin B2 (Riboflavin) ist für Säuglinge wichtig, da es bei der Energieproduktion, der Hautgesundheit und der Entwicklung des Nervensystems eine wichtige Rolle spielt. Die Konzentration an Vitamin B2 in der Muttermilch ist von der Ernährung der Mutter abhängig, daher sollten Vitamin-B2-haltige Nahrungsmittel unbedingt dauerhaft in den Speiseplan integriert werden: Hefeflocken, Mandeln, Kürbiskerne, Haselnüsse, Hafer, Weizenvollkorn, Steinpilze, reife Erbsen, Linsen, Brokkoli.

Empfohlene Menge in der Stillzeit:
1,4 Milligramm pro Tag

VEGANE BEIKOST

Frühestens mit Beginn des fünften und spätestens mit Beginn des siebten Monats solltest du, ergänzend zum Stillen, mit der Beikost beginnen und dein Baby langsam an feste Nahrung gewöhnen. Damit gelten etwas andere Spielregeln in Bezug auf die erforderlichen Nährstoffmengen.

Mehr Nährstoffe – weiter Stillen

Mit der Zufütterung nimmt das Kind mehr Kalorien und weitere Nährstoffe zu sich, die für das Wachstum wichtig sind. Für die Versorgung vegan ernährter Kinder kann es sinnvoll sein, neben der Beikost ein bis zwei Jahre weiter begleitend zu stillen, um die Versorgung mit allen benötigten Nährstoffen sicherzustellen. Daher ist es ratsam, sich von einer speziell geschulten Ernährungsfachkraft beraten zu lassen.

Nährstoffbedarf für vegane Babys

Der folgende Überblick bietet eine erste Orientierung, ersetzt jedoch keine individuelle Ernährungsberatung für vegan ernährte Babys.

Zwischen Beginn des fünften und Beginn des siebten Lebensmonats sollte Beikost eingeführt werden, um den gesteigerten Energiebedarf des Babys zu decken und sicherzustellen, dass genug Kalorien aufgenommen werden. Andernfalls besteht das Risiko von Wachstumsverzögerungen.

TIPP VOM VEGAN-DOC

Für die Zubereitung vom Milch-Getreide-Brei solltest du spezielle Säuglingsanfangsnahrung (Pre-Milch) auf Sojaproteinbasis benutzen. Diese ist mit Nährstoffen angereichert und – was Energie und Zusammensetzung betrifft – auf die Bedürfnisse von Säuglingen zugeschnitten. Benutze bitte hierfür keine handelsübliche Soja- oder Pflanzenmilch aus dem Supermarkt.

Essenzielle Fettsäuren

Besonders wichtig sind langkettige Fettsäuren wie Docosahexaensäure (DHA)

- Kinder können sie nicht selbst herstellen
- vegane Ernährung enthält oft weniger Omega-3-Fettsäuren
- sie sind wichtig für die Entwicklung von Nerven und Gehirn

Muttermilch ist eine gute Quelle für langkettige Fettsäuren, sofern die Mutter sich entsprechend ernährt, um genug davon zu produzieren.
Für Babys können angereicherte Öle oder Beikostöl mit DHA zur Herstellung des Babybreis eine gute Ergänzung sein.

Vitamin B12

Vitamin B12 sollte während der Beikost und darüber hinaus täglich supplementiert werden, da vegane Ernährung nicht genug davon liefert. Es gibt Vitamin-B12-Nährstoffpräparate beispielsweise als Tropfen.

Vitamin D

Vitamin D sollte ebenfalls täglich supplementiert werden: 400–500 internationale Einheiten (IE). Auch Vitamin D gibt es in Tropfenform.
Die Empfehlung lautet, dass alle Babys Vitamin D bis zum zweiten erlebten Frühsommer supplementiert bekommen sollten, bis ihr Körper erfolgreicher Vitamin D mithilfe von Sonnenlicht in Eigenregie herstellen kann.

Jod

Jod ist ebenfalls wichtig und sollte supplementiert werden, um sicherzustellen, dass das Baby genug bekommt. Alle Babys, die ausschließlich oder überwiegend selbst gekochten Brei bekommen, sollten zusätzlich 50 Mikrogramm Jod am Tag in Form eines Nährstoffpräparats bekommen. Fertige, handelsübliche Breie sind meist mit Jod angereichert. Das ist auf der Packung angegeben.

Eisen

Eisen ist kaum in Muttermilch enthalten. Daher sollte die Beikost mit eisenreichen Lebensmitteln wie Getreide (Hafer-, Hirseflocken), eisenhaltigem Gemüse wie Fenchel und vor allem einer Portion Vitamin C (Orangensaft, Fenchel, Paprika), zur besseren Eisenaufnahme, begonnen werden.

Später können sorgfältig durchgegarte Hülsenfrüchte (zuerst in kleinen Mengen, dann langsam die Menge erhöhen, um mögliche Blähungen zu vermeiden), Tofu und Nussmus als Eisenquellen in die Ernährung des Babys integriert werden.

Kalzium

Kalzium ist wichtig für den Knochenstoffwechsel und sollte in der Beikost berücksichtigt werden: Beispielsweise indem du den Babybrei mit einem für Säuglingsnahrung geeigneten, kalziumreichen Mineralwasser zubereitest.

Vitamin B2

Lebensmittel wie Brokkoli, Hafer und Mandelmus sind gute Quellen für Vitamin B2 und sollten in der Beikost enthalten sein.

Soja? Sicher!

In Bezug auf Soja stößt man rasch auf Bedenken hinsichtlich sojahaltiger Säuglingsnahrung, etwa im Blick auf Allergien oder die enthaltenen pflanzlichen, hormonell wirkenden Isoflavone. Aktuelle Studien zeigen jedoch, dass sie für die allermeisten Babys sicher sind.

VEGANE KINDHEIT

Eltern werden kritisch beäugt, wenn sie ihre Kinder vegan ernähren wollen, besorgte Eltern beäugen wiederum die eigenen Teenager, wenn diese beschließen, keine tierischen Produkte mehr essen zu wollen. Und auch viele medizinische Fachkräfte und Ernährungsprofis stehen der Sache mitunter skeptisch gegenüber. Nachvollziehbar, denn gerade in der sensiblen Phase des Wachstums ist es keine sonderlich gute Idee, wichtige Proteinquellen und kritische Nährstoffe mir nichts dir nichts aus dem Speiseplan zu streichen.

Es ist durchaus möglich, mit pflanzenbasierter Kost gesund groß zu werden. Wenn man ein paar wesentliche Dinge im Auge behält.

Wichtig: Genug Kalorien für Kinder

Es ist essenziell, dass Kinder genug Energie bekommen, um zu wachsen und sich zu entwickeln. Obwohl Obst und Gemüse gesund sind, kann zu viel davon dazu führen, dass Kinder weniger Energie (Kalorien), Protein und andere wichtige Nährstoffe zu sich nehmen. Ein idealer veganer Teller für Kinder sollte daher etwas weniger Gemüse und Obst enthalten, während Hülsenfrüchte und Getreide mehr Platz einnehmen, da sie mehr Energie liefern.

An dieser Stelle erkennst du schon: Übergewicht, eines der Hauptprobleme in der Kindermedizin, ist eher kein Thema in der veganen Kinderernährung.

Es ist vielmehr bemerkenswert, dass Kinder, die vegetarisch oder vegan ernährt werden, im späteren Leben ein deutlich reduziertes Risiko für Adipositas aufweisen.

Kritische Nährstoffe im Wachstum

Bei rein pflanzlich ernährten Kindern werden meist die Eiweißzufuhr sowie die Versorgung mit Vitaminen und Mineralstoffen als kritisch ins Rennen geführt. Allerdings gibt es auch bei Mischköstler:innen Nährstoffe, die als kritisch betrachtet werden müssen. Daher wollen wir kurz die Versorgung mit den wichtigsten Nährstoffen für Heranwachsende beleuchten:

Eiweiß für Kinder

Es ist wichtig sicherzustellen, dass Kinder genug Protein bekommen, da es wichtig für ihr Wachstum ist. Gute Quellen sind Getreide, Hülsenfrüchte, Nüsse und Nussmus. Die Kombination verschiedener Eiweißquellen erhöht die Proteinqualität und sorgt dafür, dass alle Proteinbausteine (Aminosäuren) aufgenommen werden können.

STUDIE GEFÄLLIG?

In der VeChi-Diet-Studie, bei der 430 Kinder im Alter von 1 bis 3 Jahren untersucht wurden, zeigte sich, dass sogar Kleinkinder, die vegetarisch oder vegan ernährt werden, häufig über den empfohlenen Proteinwerten liegen.

Uns ist wichtig zu betonen, dass eine dauerhaft überhöhte Proteinzufuhr nicht vorteilhaft ist. Forschungen, darunter die Donald-Studie aus Deutschland, haben gezeigt, dass eine zu hohe Proteinaufnahme in den ersten Lebensjahren, insbesondere zwischen 24 und 48 Monaten, im Alter von etwa sieben Jahren zu einem erhöhten Risiko für Übergewicht führen kann.

Kalzium für Kinder

Unbestritten ist bei Kindern und Jugendlichen eine angemessene Kalziumzufuhr, um die sogenannte Peak Bone Mass, also die maximale Knochendichte, die bis etwa zum 30. Lebensjahr erreicht wird, zu fördern. Denn davon zehrt man mitunter ein ganzes Leben und senkt das Risiko für eine spätere Osteoporose (Knochenbrüchigkeit). Zwar kann Kalzium bei einer vegetarischen oder veganen Ernährung ein kritischer Nährstoff sein, allerdings können auch mischköstlich ernährte Kinder diesbezüglich unterversorgt sein.

Das sind gute Kalziumquellen:

- grüne Gemüsesorten wie Grünkohl, Brokkoli, Rucola und Feldsalat
- Nüsse, insbesondere Mandeln
- Sesamsamen oder das daraus hergestellte Tahini (Sesammus)
- Hülsenfrüchte und Sojaprodukte, hier vor allem Tofu, der mit Kalziumsulfat (Gerinnungsmittel) hergestellt wurde
- mit Kalzium angereicherte Pflanzenmilch-Getränke
- kalziumreiches Mineralwasser (mindestens 400 Milligramm Kalzium pro Liter)

Selen für Kinder

Selen ist ein wichtiges Spurenelement, das durch den Verzehr von Nahrungsmitteln wie Nussmus oder Paranüssen zugeführt werden kann. Wenn du auf der ganz sicheren Seite sein möchtest, greif am besten zu Nahrungsergänzungsmitteln mit definiertem Selengehalt – gerade auch für Kleinkinder.

Jod für Kinder

Gute Jodquellen sind Jodsalz oder Algen mit moderatem Jodgehalt wie Nori-Algen. Je jünger das Kind, desto weniger Salz bitte. Im ersten Lebensjahr maximal 1 Gramm pro Tag. Es gibt auch Algen in Presslingform. Vorteil: Sie haben einen definierten Jodgehalt.

Vitamin D für Kinder

Wenn wir uns dem Thema Vitamin D zuwenden, wird deutlich, dass dies ein Nährstoff ist, der eigentlich lebenslang substituiert werden muss, insbesondere – aber nicht nur – bei Personen, die sich vegan oder vegetarisch ernähren. Zwar scheint die Sonne immer, aber leider nicht dort, wo wir es gerne hätten und oft zu selten in unseren Breitegraden. In der Vergangenheit wurden häufig die klassischen Vitamin-D-Tropfen verwendet, die jedoch nicht immer vegan sind. Vor allem in den Monaten von Oktober bis März sollten täglich zumindest 800 Einheiten Vitamin D substituiert werden.

Vitamin B12 für Kinder

Dass es notwendig ist, Vitamin B12 bei veganer Kost zusätzlich zuführen, ist mittlerweile allgemein bekannt. Hier führt, aus heutiger Sicht, kein Weg daran vorbei. Der Bedarf an Vitamin B12 beträgt zwischen einem Mikrogramm am Tag bei Einjährigen bis zu etwa 3,5 Mikrogramm am Tag bei Jugendlichen. Für letztere stehen neben Tropfen auch Tabletten oder angereicherte Zahnpasta zur Verfügung.

Eisen für Kinder

Pflanzliches Eisen ist bekanntermaßen für unseren Körper weniger gut verfügbar als tierisches Eisen. Das sollten Eltern im Blick behalten. Gute Quellen sind:

- Haferflocken oder gekeimter Hafer
- Bohnen, Kichererbsen, Erbsen und Linsen
- Mandeln und Haselnüsse.

Damit der Körper das pflanzliche Eisen besser aufnehmen kann, kombinierst du am besten einen „Eisenförderer" dazu, also Vitamin C-reiche (Paprika, Orangensaft) oder Beta-Carotin-reiche (Möhre, Süßkartoffeln) Lebensmittel.

Fettsäuren für Kinder

Für vegan (oder vegetarisch) ernährte Kinder sollten insbesondere die langkettigen Omega-3-Fettsäuren Eicosapentaensäure (EPA) und Docosahexaensäure (DHA) substituiert werden. Zwar kann der Körper aus Alpha-Linolensäure (Quellen: Lein-, Hanf- oder Walnussöl) EPA und DHA herstellen. Bei Kindern ist das aber nicht immer effizient, die genaue Umwandlungsrate kann variieren. Daher lieber auf Nummer sicher gehen und supplementieren, zum Beispiel mit einem DHA-angereicherten Öl.

Medizinische Kontrollen

Kinder vegan zu ernähren ist möglich, erfordert aber eine gute Kenntnis der kritischen Nährstoffe und im besten Fall eine Begleitung durch Ernährungsprofis bzw. auch regelmäßige ärztliche Kontrollen des Gesundheitszustandes.

Dies beginnt bereits im ersten Lebensjahr, im Rahmen des Mutter-Kind-Passes, und sollte auch im Kindes- und Jugendalter beibehalten werden.

Ärztliche Untersuchungen geben einen wichtigen Einblick in das normale Wachstum und die Gesundheit des Kindes. Inwieweit regelmäßige Blut- und Harnuntersuchungen sinnvoll sind, muss individuell entschieden werden. Schließlich stellt eine Blutabnahme für manche Kinder eine große Belastung dar und es gilt hier, unnötigen Stress zu vermeiden.

Blutuntersuchung für 6–12 Monate alte Kinder

Wenn Bedenken hinsichtlich eines möglichen Nährstoffmangels bestehen, kann eine Blutuntersuchung im Alter von 6 bis 12 Monaten sinnvoll sein. Bitte achten auf:

- Vitamin B12 bzw. dessen aktive Form Holotranscobalamin
- Eisenwerte Ferritin und Transferrinsättigung

Blutuntersuchung ab einem Jahr

Bei älteren Kindern könnten zusätzlich weitere Werte analysiert werden. Bitte achten auf:

- Zink (Vollblut)
- Selen (Vollblut)
- die Ausscheidung von Jod im Verhältnis zu Kreatinin im Harn
- Fettsäureprofil (Omega-3-Fettsäuren)
- Vitamin-D-Spiegel

Der optimale Ernährungsteller für Kinder

#1 GETREIDE UND STÄRKEHALTIGE PRODUKTE

Diese Lebensmittel machen etwa 30 Prozent des Tellers aus. Hierzu gehören Haferflocken, Nudeln, Brot, Hirse, Reis, Couscous, Bulgur, Dinkelreis sowie Amarant und Quinoa. Vollkornvarianten sind besonders empfehlenswert, da sie reich an Eisen, Zink, Magnesium und B-Vitaminen sind. Amarant und Quinoa sind besonders reich an Mineralstoffen wie Eisen und Kalzium.

#2 HÜLSENFRÜCHTE

Diese Lebensmittel machen ebenso etwa 30 Prozent des Tellers aus. Gute Quellen sind Bohnen, Linsen, Kichererbsen, Erbsen sowie Sojaprodukte wie Tofu, Tempeh, Edamame. Sie enthalten viel Protein, Ballaststoffe und Mineralstoffe. Die Kombination von Hülsenfrüchten und Getreide optimiert die Eiweißaufnahme.

#3 GEMÜSE UND OBST

Auch diese Lebensmittel machen etwa 30 Prozent des Tellers aus. Je bunter und vielfältiger, desto besser! Sie enthalten viele Vitamine, Mineralstoffe und Ballaststoffe. Und sie bringen Antioxidantien mit – wertvolle Powerstoffe für die Gesundheit. Besonders dunkelgrünes Gemüse wie Brokkoli und Grünkohl sowie Amarant und Quinoa sind gute Kalziumquellen.

4 KLEINE MENGE – GROSSE WIRKUNG

Auf dem verbleibenden Teil des Tellers tummeln sich hochwertige Lebensmittel in kleinen Mengen: Nüsse, Samen, Kerne und hochwertige Pflanzenöle. Sie liefern Energie, ungesättigte Fettsäuren, Eiweiß, Mineralstoffe und Vitamine. Leinsamen, Walnüsse und Chiasamen sind gute Quellen für Omega-3-Fettsäuren.

5 SUPPLEMENTE

Um gut versorgt zu sein, bitte auf folgende Nährstoffe achten und supplementieren: Vitamin B12 sollte supplementiert werden, da ein Mangel schwerwiegende Folgen haben kann. Vitamin D sollte bei unzureichender Sonnenstrahlung supplementiert werden, um einen gesunden Knochenaufbau zu gewährleisten. Eicosapentaensäure (EPA) und Docosahexaensäure (DHA) sind wichtige Omega-3-Fettsäuren für die Entwicklung des Nervensystems und sollten bedarfsgerecht zugeführt werden (angereichertes Öl).

6 IM BLICK HABEN

Jod ist essenziell für die Gehirnentwicklung und sollte gezielt beachtet werden (Jodsalz, Nori-Algen). Ebenso wie Selen und Kalzium.

7 BUNTE MISCHUNG

Durch clevere Kombinationen und Zubereitungsmethoden können die Nährstoffaufnahme und -verfügbarkeit verbessert werden, zum Beispiel durch die Kombination von Hülsenfrüchten und Getreide oder die Verwendung von Vitamin-C-haltigem Obst und Gemüse zur Verbesserung der Eisenaufnahme.

VEGAN TRAINIEREN

Bei der Frage, ob man bei stärkeren körperlichen Belastungen auf tierische Produkte verzichten oder sogar im Spitzensport reüssieren kann, lohnt sich der Blick auf ein paar Namen: Die Tennisspielerin Serena Williams, der Formel-1-Pilot Lewis Hamilton oder der „stärkste Mann Deutschlands 2011" Patrik Baboumian – sie alle leben vegan!

Pflanzliche Power

Generell gelten für Freizeit- und Breitensportler ähnliche Ernährungsempfehlungen wie für die allgemeine vegane Ernährung: Man sollte auf eine ausgewogene Ernährung achten, die genug Energie liefert und abwechslungsreich ist. So kannst du mit einer pflanzenbasierten Kost den Bedarf an Nährstoffen decken.

Ernährung im Leistungssport

Bei Leistungssportlern, die intensiver trainieren, muss die Ernährung an den erhöhten Energie- und Nährstoffbedarf individuell angepasst werden, abhängig von:

- Sportart
- Trainingsintensität
- Geschlecht (zum Beispiel was die Eisenzufuhr betrifft, besonders bei Frauen mit starken Monatsblutungen)

Veganes Workout

Für Freizeit- und Breitensportler, die etwa eine Stunde pro Tag trainieren und dabei maximal 1000 Kalorien verbrauchen, ist keine spezielle Ernährung notwendig. Sie bekommen genug Nährstoffe, indem sie vollwertig und ausreichend essen. Für Leistungs- und Hochleistungssportler sieht das anders aus. Je nach Sportart brauchen sie mehr Energie und Nährstoffe, besonders an Wettkampftagen, wenn sie sich stark belasten. Dennoch bist du mit natürlichen Lebensmitteln, geschickt kombiniert, ausreichend versorgt.

TIPP VOM VEGAN-DOC

Ein zusätzlicher Griff in die industriellen Proteintöpfe ist auch für Leistungssportler nicht unbedingt nötig. So empfiehlt die Deutsche Gesellschaft für Ernährung (DGE) für Sportler, die mehr als 5 Stunden wöchentlich trainieren, eine Proteinzufuhr von 1,2 bis 2,0 Gramm pro Kilogramm Körpergewicht (je nach Trainingsintensität und -ziel). Wer weniger als 5 Stunden sportelt, dem genügen 0,8 Gramm Eiweiß pro Kilogramm Körpergewicht.

Kohlenhydrate für Ausdauer-Sportler:innen

Die Energiegewinnung aus Kohlenhydraten benötigt im Vergleich zur Fettverbrennung mehr Sauerstoff. Aus dem Grund ist eine ausreichende Versorgung mit Kohlenhydraten während sportlicher Ausdaueraktivitäten besonders wichtig.

Symptome, wenn dein Körper nicht ausreichend Kohlenhydrate bekommt:

- Schwindel
- übermäßiges Schwitzen
- Gefühl von Dunkelheit vor den Augen
- Kreislaufkollaps

Trainingsphase oder Wettkampfphase?

Es ist wichtig, zwischen Trainingsphasen und Wettkampfphasen zu unterscheiden. Während des Ausdauertrainings sind komplexe Kohlenhydrate wie Vollkornprodukte, Reis, Nudeln, Haferflocken, Kartoffeln und Gemüse eine gute Wahl. Diese liefern nicht nur Energie, sondern auch wichtige Nährstoffe wie Vitamin B1, B2, B6, Eisen und Zink.

Vor einem Wettkampf sollten ballaststoff- und fettarme Kohlenhydratquellen bevorzugt werden, wie zum Beispiel Bananen, Knäckebrot und Obstsäfte.

Während eines Wettkampfs im Ausdauersport sind Kohlenhydrate in Form von Gels oder verdünnte Fruchtsäfte empfehlenswert, die der Körper schnell aufnehmen kann.

Proteine für Sportler:innen

Wer intensiv trainiert oder seine Muskeln aufbauen und erhalten möchte, braucht mehr Protein. Neben Alter und Körpergewicht beeinflusst auch die Art und Intensität des Sports den Proteinbedarf. Sportler sollten etwa 1,2 bis 1,6 Gramm Eiweiß pro Kilogramm Körpergewicht zu sich nehmen. Neuere Studien zeigen, dass Athleten, die Krafttraining machen, sogar mindestens 1,6 Gramm Eiweiß pro Kilogramm Körpergewicht benötigen, um ihre Muskelmasse und -kraft optimal zu steigern.

Diese Mengen können durch eine vollwertige, ausgewogene vegane Ernährung erreicht werden. Wichtig für eine optimale Versorgung: Die Kombination verschiedener Eiweißquellen wie Getreide, Hülsenfrüchte, Nüsse und Saaten.

Eisen für Sportler:innen

Eisenmangel kann durch eine Kombination aus zu geringer Eisenaufnahme, menstruellem Blutverlust und Eisenverlust durch Schwitzen, Zerstörung von Blutzellen und Blutungen im Magen-Darm-Trakt entstehen. Damit kann sich der Eisenverlust um etwa ein Milligramm erhöhen. Dies ist besonders für junge Ausdauersportlerinnen wichtig. Symptome eines niedrigen Eisenstatus sind Müdigkeit, Schwäche und Atemnot. Zudem ist bekannt, dass ein Eisenmangel die Ausdauerleistung verschlechtern kann.

Daher könnte eine Eisensupplementierung für Sportlerinnen mit einem Eisenstatus im unteren Normbereich sinnvoll sein, um einem Mangel vorzubeugen.

Kreatin für Sportler:innen

Studien zeigen, dass Kreatin die sportliche Leistung verbessert, das Muskelwachstum und die Kraft unterstützt. Es verbessert zudem die Erholung nach dem Training durch schnelleres Auffüllen der Energiereserven in den Muskeln, mindert Muskelbeschädigungen und -schmerzen und kann sogar die kognitiven Funktionen fördern. Hauptquelle für Kreatin ist Fleisch.

Wann ist Kreatineinnahme sinnvoll?

Besonders Athlet:innen, die an kurzen Sprintwettbewerben teilnehmen oder Sportarten ausüben, in denen viele Sprints gefordert sind (Fußball) oder auch eine hohe Muskelmasse, profitieren von Kreatin.

Zudem solltest du auf ausreichende Versorgung mit den Aminosäuren Glycin, Methionin und Arginin achten, aus denen dein Körper Kreatin herstellt.

GESUND UND SICHER VEGAN

Eine gut geplante vegane Ernährung kann auch während sensibler Lebensphasen wie Schwangerschaft, Stillzeit, Beikostzeit, Kindheit oder hoher sportlicher Aktivität sicher sein. Wichtig ist, dass du die für diese Phasen sogenannten kritischen Nährstoffe besonders im Blick hast und teilweise auf Nährstoffsupplemente zurückgreifst. Allerdings ist das auch bei Menschen, die sich mischköstlich ernähren, in manchen sensiblen Lebensphasen notwendig. Säuglinge beispielsweise benötigen immer ein Vitamin-D-Supplement im ersten Lebensjahr. Veganer:innen benötigen immer eine Vitamin-B12-Nahrungsergänzung, unabhängig von der Lebensphase.

Abwechslungsreich, vollwertig, bedarfsdeckend, gefüllt mit nährstoffreichen Lebensmitteln wie Vollkorngetreide, Hülsenfrüchten, Nüssen, Obst und Gemüse sowie hochwertigen, pflanzlichen Ölen – wenn deine Ernährung so aussieht, bekommst du das auch in sensiblen Lebensphasen gut hin.

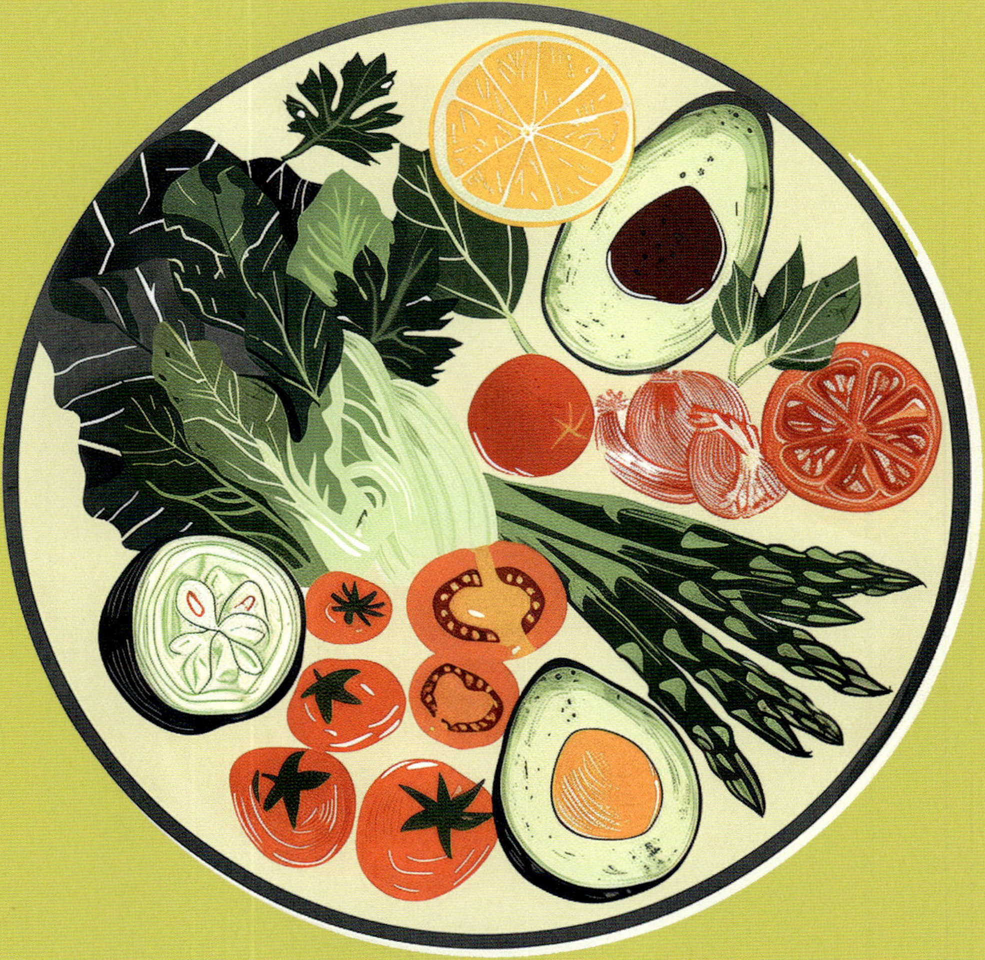

TEIL 5

Einkaufen mit dem Vegan-Doc 136
Kochen mit dem Vegan-Doc 150
Essen gehen mit dem Vegan-Doc 152

VEGAN ESSEN

EINKAUFEN MIT DEM VEGAN-DOC

Musste man vor einigen Jahren noch spezielle Biomärkte aufsuchen oder entdeckte man zufällig in einer diskreten Ecke eines Supermarktes ein veganes Produkt, so ist der Lebensmitteleinkauf heute leicht und schwer zugleich. Denn das Sortiment ist mittlerweile groß, es gibt für fast jedes tierische Produkt eine pflanzliche Alternative.

Fertigprodukt ist nicht gleich Fertigprodukt

Dennoch macht es einen großen Unterschied, aus welchen Zutaten das Produkt besteht, wie hoch der Fettanteil ist und ob Zucker zugesetzt ist. Fertigprodukte werden nicht nur von Skeptikern der veganen Szene kritisiert, die nicht verstehen wollen, warum man tierische Nahrungsmittel in Form und Geschmack nachahmt, wenn man doch keine tierischen Produkte essen möchte. Mitunter wird hier etwa ein Monopol auf Würste eingefordert. Scharfer Gegenwind kommt jedoch auch aus der veganen Szene direkt, die aus gesundheitlichen Gründen den abgepackten Schnitzeln, Pasteten oder Hackfleischportionen mit gerümpfter Nase entgegentritt.

Eins vorweg: Frisch gekocht ist immer die bessere Alternative. Das gilt für jedwede Form der Ernährung. Dennoch gibt es bei den Convenience- Produkten große Unterschiede.

Der vegane Einkaufskorb

Ein veganer Einkauf ist ein Lernprozess. Während man bei den ersten Einkäufen noch mit Lupe bewaffnet die Zutatenliste studieren muss und mitunter recht hilflos in den Gängen umherirrt, um abseits von Obst und Gemüse etwas Passendes zu finden, wird es mit jedem Mal einfacher.

Das V-Label

Das Siegel „V-Label“ (Vegi-Label) ist eine international geschützte Marke und kennzeichnet vegetarische (mit dem Schriftzug Vegetarisch) und vegane (mit dem Schriftzug Vegan) Lebensmittel. Das gibt den Konsument:innen Sicherheit in Bezug auf das vegane Produkt. Zwar lässt sich die Zutatenliste studieren, doch das ist zeitaufwendig, bedarf einer gewissen Übung und gibt auch letztendlich keine Sicherheit, ob nicht doch Zusatzstoffe oder natürliche Aromen aus tierischer Quelle, die gesetzlich nicht angeführt werden müssen, enthalten sind. Auch am Eingang von Restaurants oder auf der Speisekarte kann das Siegel lange Diskussionen mit dem Servierpersonal ersparen.

Obst- und Gemüseabteilung

Hier können Veganer:innen aus dem Vollen schöpfen, ohne die Zutatenliste studieren zu müssen. Eine Zucchini ist pflanzlich und muss nicht als „Vuccini“ speziell ausgewiesen werden. Es lohnt sich vorwiegend zu saisonalen und regionalen Produkten zu greifen und auf biologische Ware zu achten. Denn ganz abgesehen von den gesundheitlichen und ökologischen Aspekten von Biolebensmitteln können Nicht-Biobananen mitunter auch mit Chitosan behandelt sein, einem Pestizid, das aus der Schale von Garnelen gewonnen wird, damit die Bananen nach dem langen Transportweg schön gelb bei uns im Regal landen. Also nicht vegan.

Besonders wertvolle Lebensmittel für eine ausgewogene vegane Ernährung

- Haferflocken – Quelle für Protein, Eisen, Zink; enthalten reichlich Ballaststoffe
- Hirse – proteinreich, Mineralstoffquelle, Vitamin B1-, B2-, B6-Quelle
- Tofu – Proteinquelle, Kalziumquelle (wenn mit Calciumsulfat produziert), Eisenquelle
- Bohnen (inkl. Sojabohnen) – Proteinquelle, reich an Eisen und Zink, wertvolle Cholinquelle im Rahmen einer veganen Ernährung
- Süßkartoffeln – mittlerweile auch regional verfügbar, enthalten reichlich Beta-Carotin als Vitamin A-Vorstufe
- Rucola und Feldsalat, Brokkoli – wertvolle Kalziumquellen
- Karotten – mit wertvollem Beta-Carotin, wird in gekochtem und püriertem Zustand besser aufgenommen (und immer mit etwas Fett gemeinsam)
- Nüsse – ungeröstet und ungesalzen, Walnüsse stellen eine gute Quelle für Alpha-Linolensäure dar, Paranuss ist eine gute Selenquelle
- Samen und Ölsaaten – (geschrotete) Leinsamen, Sesamsamen, Kürbis- und Sonnenblumenkerne sind ernährungsphysiologisch besonders wertvoll, enthalten hohe Mengen an Mikronährstoffen

Hülsenfrüchte

Unbedingt solltest du einen Abstecher in den Gang machen, in dem getrocknete Hülsenfrüchte zu finden sind. Sie sind ein wesentlicher Grundpfeiler einer veganen Ernährung. Du magst es etwas einfacher? Dann greif doch zu den eingelegten Varianten in Gläsern und Dosen. Hier gibt es einige Untersuchungen, die gezeigt haben, dass etwa Bohnen, bereits gegart, in der Dose nicht weniger wertvoll sind als die getrockneten Varianten.

Brot- und Getreideprodukte

Hier geht es um das volle Korn und da muss man ein wenig suchen. Die meisten Brot- und Gebäcksorten bestehen aus ernährungsphysiologisch wenig wertvollem Auszugsmehl (Weißehl, niedrige Mehltypenzahl). Vom ursprünglichen

Korn, den äußeren Schalen oder vom Keimling und somit auch an Mineralstoffen ist da nicht mehr viel drin. Achte bei der Zutatenliste darauf, welche Mehlsorte an erster Stelle steht: Roggen-, Dinkel- oder auch Weizenvollkorn bedeutet 100 Prozent volles Korn, und damit auch die vollen Nährstoffe. Lass dich nicht von drübergestreuten Sesamsamen in die Irre führen. Ballaststoffarme Auszugsmehlprodukte gegen Vollkornprodukte auszutauschen bringt nachweislich einen gesundheitlichen Vorteil.

Tierisch aufpassen

Spezialgebäck wie Croissants, Milchbrötchen oder Buttertoast enthalten tierische Zutaten. Klassisches Baguette ist hingegen zumeist unbedenklich. Auch Sauerteigbrot aus Wasser, Mehl, Salz und auch Hefe (auch wenn immer wieder in den Foren heftig diskutiert) ist nicht-tierischen Ursprungs und damit vegan. Gleiches gilt für Laugengebäck, das Natron enthält, und diesbezüglich unproblematisch ist. Mitunter werden aber auch Butter, Schweineschmalz oder Speisefette verwendet. Und nicht immer muss alles aufgelistet sein. Verarbeitungshilfsstoffe, wie tierische Fette, in denen ein Produkt rausgebacken wird, gelten nicht als Inhaltsstoff.

Reis und Nudeln

Wir empfehlen die Vollkornvariante: 100 Gramm ungekochter Vollkornreis enthält etwa 3,2 Milligramm Eisen und damit ein Drittel des Tagesbedarfs eines erwachsenen Mannes. Für dieselbe Menge an Eisen müsstest du 400 Gramm weißen Reis verzehren.

Pflanzendrinks

Die veganen Drinks auf Basis von Soja, Hafer, Mandel, Erbse oder Dinkel sind teilweise mit Kalzium, Vitamin B2, Vitamin B12 sowie Vitamin D angereichert. Damit können sie zur Versorgung mit kritischen Nährstoffen beitragen. Zur Verbesserung der Proteinzufuhr empfehlen wir Pflanzendrinks auf Basis von Soja oder Erbse.

Pflanzliche Joghurtalternativen

Joghurt auf Kokosölbasis ist ernährungsphysiologisch weniger wertvoll als ein mit Kalzium angereichertes (High-Protein)-Joghurt auf Sojaeiweißbasis. Immer auch auf den oft beachtlichen Zuckeranteil achten.

Butteralternativen oder Margarine

Empfehlenswert: Margarine auf Lein- oder Rapsölbasis

Weniger günstig: Margarine auf Kokos- oder Sonnenblumenölbasis. Aus ökologischen und auch gesundheitlichen Gründen am besten auch auf Palmöl verzichten.

Käsealternativprodukte

Bestehen meist nur aus Wasser, Kokosöl und modifizierter Stärke, ernährungsphysiologisch daher wenig wertvoll. Einige Produkte, etwa aus fermentiertem Mus aus Cashews, enthalten mehr Kalzium und gesündere Fette. Auch aus Hanfsamen bestehende Käsealternativen sind eine gute Wahl.

Fleischalternativprodukte

Dazu zählen zum Beispiel Hackfleisch auf Pflanzenbasis (Faschiertes) oder pflanzliche Fleischalternativen. Empfehlenswert sind solche auf Erbsen- oder Sojaprotein-Basis. Weniger günstig: Sonnenblumen- oder Kokosöl.

Ein Proteinkonzentrat oder isoliertes Eiweiß an erster Stelle ist immer günstig. So sehen wir beispielsweise Grillspieße, wo Wasser, Erbsenprotein, Rapsöl und Erbsenfasern am Beginn der Zutatenliste angegeben sind, als verhältnismäßig günstig an. Sie sollten ohnehin nur einen kleinen Teil des Tellers ausmachen. Positiv: wenn Vitamin B12 zugesetzt ist. Noch positiver: Kombination mit Reis, Quinoa oder Vollkornprodukten – erhöht die Eiweißqualität. Du kannst also guten Gewissens gelegentlich zu Fleischalternativprodukten greifen – sofern die Zutatenliste passt.

Vegane Wurstwaren

Der Aufdruck „auf Sojaproteinbasis“, „aus Pilzen“ oder „mit Erbsenprotein“ sagt noch nichts über den Eiweißanteil aus. So kann es sein, dass sich nur wenige Prozent davon im Lebensmittel finden – mehr Protein ist jedoch besser und wertvoller als ein großer Anteil Sonnenblumenöl oder Kokosfett.

Fischalternative

Eine Thunfischalternative aus Wasser und Erbsenprotein und etwa an dritter Stelle Raps- oder Leinöl ist durchaus annehmbar. Es gibt auch gute Fischalternativen auf Sojabasis.

Aufstriche

Meide Produkte, denen viel Kokosöl zugesetzt ist. Eine Kombination mit Rapsöl, Soja oder Kichererbsen ist besser.

Proteinriegel

Auch hier wieder die (kleinstgedruckte) Zutatenliste im Auge haben: An erster Stelle Datteln und Nüsse ist besser als die Hauptzutaten Schokolade, Süßungsmittel oder Öl. Alternativ kannst du dir eine gesunde Nussmischung und getrocknete Datteln selbst zusammenstellen.

Ein Lebensmittelkorb voller Zutaten für eine ausgewogene, vegane Ernährung

#1 VOLLKORNPRODUKTE

Sie enthalten Ballaststoffe und sekundäre Pflanzeninhaltsstoffe. Zudem gelten sie als Lieferanten für B-Vitamine, Eiweiße und Mineralstoffe. Gemeinsam mit den Hülsenfrüchten sollten sie mengenmäßig die Basis deiner Ernährung darstellen. Je größer der Anteil an Vollkorn, desto mehr Nährstoffe bekommst du und du bist länger satt. Übrigens: Nudeln und Reis gibt es auch in der Vollkornvariante.

#2 HÜLSENFRÜCHTE

Sie haben einen hohen Anteil an Proteinen, Ballaststoffen und sekundären Pflanzenstoffen. Und sie sind reich an Mineralstoffen und Folsäure, die im Eisen- und Vitamin-B12-Stoffwechsel eine wichtige Rolle spielt. Hülsenfrüchte können in reiner Form, aber auch verarbeitet auf dem Speiseplan stehen, etwa in Form von Tempeh, Tofu (aus Sojabohnen) oder auch Mehl aus Süßlupinen.

#3 OBST UND GEMÜSE

Die meisten Obst- und Gemüsesorten weisen eine extrem hohe Dichte an Mikronährstoffen, Ballaststoffen sowie sekundären Pflanzenstoffen auf. Bei der Auswahl, beim Einkauf und auf dem Teller gilt der Grundsatz: Je bunter, desto besser. Grünes Gemüse gilt als guter Kalzium- und Folsäurelieferant, orangene, gelbe oder rote Obst- und Gemüsesorten enthalten Carotinoide, die vegan lebenden Personen als Quelle für Provitamin A dienen.

#4 NÜSSE UND SAMEN

Nüsse sind kleine Nährstoffpakete: Sie beinhalten hohe Mengen an B-Vitaminen (außer Vitamin B12), Vitamin E, Kalium, Magnesium, Zink, Eisen, Kalzium, Selen, Kupfer sowie Mangan. Der hohe Gehalt an mehrfach ungesättigten Fettsäuren wirkt sich positiv auf den Lipidhaushalt aus.

Nüsse als Dickmacher? Zeit mit einem Mythos aufzuräumen: Sie enthalten sättigendes Eiweiß und Ballaststoffe, das bremst die Kalorienaufnahme. Zudem dürften die enthaltenen Fette nicht so leicht verfügbar sein.

#5 ÖLE

Kaltgepresste Raps-, Lein- und Walnussöle haben einen hohen Anteil der mehrfach ungesättigten Fettsäure Alpha-Linolensäure (ALA). Sie ist essenzieller Bestandteil der körpereigenen Produktion von Omega-3-Fettsäuren, die eine gesundheitlich förderliche Wirkung auf Herz-Kreislauf-Erkrankungen haben. Alternative: die Omega-3-Fettsäuren Eicosapentaensäure (EPA) und Docosahexaensäure (DHA) mittels Mikroalgenöl zuführen.

#6 ZUSÄTZLICHE NÄHRSTOFFE

Um kritische Nährstoffe im Blick zu haben, greif am besten zu kalziumreichem Mineralwasser (mindestens 400 Gramm Kalzium pro Liter), Paranüssen, denn sie versorgen dich mit Selen (maximal 2 Stück pro Tag), jodiertem Speisesalz und Nori-Algen für deine Jodversorgung.

#7 SUPPLEMENTE

Einige wenige Nährstoffe bekommst du nicht aus natürlichen Lebensmitteln. Hier musst du zu einem Nahrungsergänzungsmittel greifen. Vitamin B 12 gehört standardmäßig dazu und ist sehr wichtig. Vitamin D kannst du ebenfalls supplementieren und solltest dies im Winter auf jeden Fall tun.

Wie empfehlenswert sind pflanzliche Alternativprodukte?

Pflanzliche Alternativprodukte sind Lebensmittel, die aus pflanzlichen Zutaten hergestellt werden und darauf abzielen, tierische Produkte wie Fleisch, Milch, Eier und Käse in Geschmack, Textur und Nährstoffprofil zu ersetzen. Und das gelingt streckenweise verblüffend gut.

Schließlich möchte man auch als Veganer:in nicht auf den deftigen Geschmack, die Textur oder die mit positiven Gefühlen verbundenen gewohnten Speisen verzichten. Also: Hot Dog ja, wenn der Dog pflanzlich ist.

Unterschiedliches Angebot – unterschiedlich gut

Von „Ersatzprodukten" möchte man übrigens mittlerweile nicht mehr sprechen, da es eben kein schaler Abklatsch sein soll, sondern eine attraktive Alternative. Diese Produkte beinhalten oft Proteine aus Hülsenfrüchten (Soja, Erbse, Lupine), Weizen sowie pflanzliche Öle und natürliche Aromen. Die Rezepturen sind so vielfältig wie das Angebot und damit auch die gesundheitliche Wertigkeit der Produkte.

Vor- und Nachteile

Gut für die Umweltbilanz hinsichtlich Treibhausgase, Landnutzung, Energie, Transportkosten oder Nachhaltigkeit.

Gesundheitlich haben Convenience-Produkte aus der Kategorie Fleischalternativen im Vergleich zu frisch gekochten und vollwertigen Speisen das Nachsehen. Dennoch können sie eine nährstoffmäßig und geschmacklich wertvolle Eiweißquelle sein – zumindest ab und zu mal.

Hohe Kosten? Natürlich ist ein Fleischalternativprodukt teurer als Fleisch aus Massentierhaltung, nicht unbedingt jedoch im Vergleich zu Biofleisch. Vegane Shrimps oder die Bratwurst aus Pilzen sollten ohnehin nicht den Hauptteil der Ernährung darstellen.

STUDIE GEFÄLLIG?

Die Alternativprodukte werden oft in den Medien kritisiert, weil sie angeblich viel Fett, Salz und viele Zusatzstoffe enthalten. In einer von der deutschen Albert-Schweitzer-Stiftung 2017 in Auftrag gegebenen Studie wurden 80 Alternativprodukte aus Supermärkten, Discountern und Biomärkten ausgewählt und analysiert und mit fleischhaltigen Originalprodukten verglichen.

Die Ergebnisse der Studie

- Der Proteingehalt war bei bioveganen Produkten am höchsten.
- Besonders hochwertiges Eiweiß fanden sich bei Produkten mit Soja- oder Soja-Weizen-Kombination als Basis.
- Die Alternativprodukte hatten im Durchschnitt einen geringeren Energiegehalt als Fleischprodukte.
- Der Gesamtfettgehalt der Fleischalternativen war im Durchschnitt etwas niedriger.
- Bei den gesättigten Fettsäuren erhielten die fleischlosen Alternativen meist eine bessere Bewertung als die Fleischprodukte.
- Vegane Fleischalternativen enthielten fast kein Cholesterin.
- Der hohe Salzgehalt war bei allen Produkten kritisch.
- Der Zuckergehalt lag überall im grünen Bereich.
- Biofleischalternativen schnitten bei der Anzahl der Zusatzstoffe am besten ab und enthielten im Durchschnitt einen Zusatzstoff pro Produkt, ähnlich wie die Fleischprodukte.
- Konventionelle Alternativprodukte enthielten durchschnittlich etwa zwei (vegan) bzw. dreieinhalb (vegetarisch) Zusatzstoffe pro Produkt.
- Konventionelle Fleischalternativen enthielten häufig zugesetzte Aromen, während diese in Fleischprodukten selten und in Biofleischalternativen gar nicht vorkamen.

Tierisch gut versteckt!

#1 KENNZEICHNUNG

Folgende Begriffe weisen auf Tierisches hin: Gelatine (aus Knochen und Haut), Kasein (Milchprotein), Laktose (Milchzucker), Molke (ein Nebenprodukt der Käseherstellung), Albumin (Eiweiß). Zudem können bei der Zubereitung tierische Substanzen verwendet werden, die gar nicht angeführt werden müssen.
Mit dem V-Label bist du auf der sicheren Seite, denn es berücksichtigt auch die Verarbeitungshilfsstoffe.

#2 WEIN UND BIER

Es gibt Weine, die speziell als vegan klassifiziert sind. Damit ist nicht unbedingt gemeint, dass Fruchtfliegen händisch aussortiert sind, sondern das Herstellungsverfahren. Denn einige Weine (und Biere) werden mit tierischen Produkten wie Fischblasen (Isinglass), Kasein, Eiweiß oder Gelatine geklärt, um Trübstoffe zu entfernen.

#3 SÄFTE

Auch in einigen Fruchtsäften wird zur Trübstoffentfernung Rinder- oder Schweinegelatine benutzt. Im Endprodukt zwar nicht mehr vorhanden, ist die Herstellung damit jedoch nicht mehr vegan. Hier solltest du auf die Kennzeichnung achten – auch wenn der Aufdruck „vegan“ auf Säften bei so manchen für Kopfschütteln sorgt.

#4 GEBÄCK

Viele Backwaren enthalten tierische Zutaten wie Butter, Milch oder Eier. Auch wenn bei einem „Milchbrötchen“ bereits namentlich klar sein sollte, dass es vermutlich nicht vegan ist, können Brezeln und anderes Laugengebäck in Butter oder Schmalz ausgebacken sein.

Zudem wird L-Cystein (E920) als Teiglockerungsstoff in kommerziellen Bäckereiprodukten verwendet, das mitunter aus Federn oder Schweineborsten gewonnen werden kann.

#5 GUMMITIERCHEN UND ANDERE SÜSSIGKEITEN

Viele gummibasierte Süßigkeiten enthalten Gelatine als Verdickungsmittel. Selbst in dunkler Schokolade können manchmal Milchbestandteile enthalten sein. Und knallig rote Lebensmittel enthalten mitunter Karmin (E120) aus Läusen.

#6 FERTIGSUPPEN

Viele „gemüsebasierte“ Suppen enthalten als Geschmacksverstärker auch tierisches Fett, Milchpulver oder Hühnereiweiß. Tatsache: Je höher der Convenience-Faktor und je „fertiger“ das Fertigprodukt ist, desto undurchsichtiger kann es am Ende werden.

#7 SAUCEN

Ketchup ist in der Regel vegan, sieht man von Varianten ab, wie etwa mit Honig gesüßt. Dennoch enthält die beliebte Sauce meist auch (raffinierten) Zucker – ob hier Tierkohle zur Bleichung im Spiel war, muss nicht angegeben werden. Im Zweifel auf ein vegan deklariertes Produkt zurückgreifen. Senf ist vegan, Mayonnaise nicht. Es gibt jedoch auch Honigsenf oder vegane Mayonnaise.

#8 OBST UND GEMÜSE

Der Glanz auf Orangen oder auch Äpfeln kann durch Schellack (E904, aus Läusekot und Läusen) oder Bienenwachs (E901) entstehen. Solche Überzugsmittel erkennst du an der sehr glänzenden Oberfläche. Damit Bananen langsamer reifen, werden sie mitunter mit Chitin (aus Schalen von Garnelen) besprüht. Teilweise werden auch Speisefettzusätze (E471) verwendet, um Obst länger haltbar zu machen – diese können, müssen jedoch nicht vegan sein. Generell bist du bei unbehandeltem Bio-Obst auf der sicheren Seite.

Veganes Superfood

Seit Anfang des 21. Jahrhunderts wurde der Begriff „Superfood“ auch hierzulande populär und kann eher als Marketing-Begriff verstanden werden. Eine klare wissenschaftliche Definition gibt es nicht. Geht man nach dem Europäischen Informationszentrum für Lebensmittelsicherheit (EUFIC), so handelt es sich um „Lebensmittel, insbesondere Obst und Gemüse, die aufgrund ihres Nährstoffgehaltes einen höheren gesundheitlichen Nutzen als andere Nahrungsmittel aufweisen“. Ob sie tatsächlich gegen Krebs, Herz-Kreislauf-Erkrankungen, Blasenentzündungen oder Prostataleiden helfen, ist wissenschaftlich oft nicht ausreichend belegt, sodass dann auch nicht damit geworben werden darf.

Exotisch oder heimisch

Ob man erst bei der exotischen Goji-Beere vom Superfood spricht oder bereits bei der heimischen Karotte, bleibt damit jedem selbst überlassen. Mit Leinsamen, Heidelbeeren oder Walnüssen haben wir jedenfalls heimische Alternativen.

Exemplarisch schauen wir uns ein paar der klassischen Superfoods und ihre Benefits an. Auf gesundheitsbezogene Aussagen verzichten wir bewusst.

Exotische Superfoods – haben es in sich

- Açaíbeeren: brasilianische Wunderbeere, bekannt für ihren hohen Gehalt an Antioxidantien
- Chiasamen: lateinamerikanische, bereits den Azteken und Maya bekannte Pflanze, mit einem hohen Gehalt an Omega-3-Fettsäuren, Ballaststoffen und Protein
- Gojibeeren: aus China stammende „Beere des Glücks“, reich an Vitamin C, Kalzium, Eiweiß und Antioxidantien
- Macapulver: die Wunderknolle („Peru-Ginseng“), energiesteigernde und hormonausgleichende Wirkung, ist überaus eiweißreich
- Paranüsse: kommen aus dem Amazonasgebiet Südamerikas, bekannt für ihren hohen Selenanteil
- Quinoa: glutenfreies Pseudogetreide, ursprünglich aus den Anden, mittlerweile auch heimischer Anbau, reich an Proteinen und Ballaststoffen
- Spirulina: Ein Mikroalgen-Superfood, reich an Protein und Vitaminen – leider nicht an Vitamin B12

Heimische Superfoods – wozu in die Ferne schweifen

- Heidelbeeren: hoher Gehalt an Antioxidantien, insbesondere Anthocyanen und zahlreichen Vitaminen, darunter C und E
- Brokkoli: Quelle für Kalzium, Vitamine C und K, für sekundäre Pflanzenstoffe wie Senföle, sowie Vorstufen von Vitamin A
- Grünkohl: Sehr nährstoffreich, enthält Vitamine A, K, C und viele Mineralstoffe
- Hafer: gute Quelle für lösliche Ballaststoffe, Vitamin B, Eisen und Zink
- Leinsamen: reich an Omega-3-Fettsäuren, Ballaststoffen und Lignanen (sekundäre Pflanzenstoffe, die blutdrucksenkende Eigenschaften haben)
- Süßkartoffeln: auch aus heimischem Anbau, mit hoher Nähstoffdichte, reich an Beta-Carotin, Ballaststoffen und Antioxidantien
- Walnüsse: Enthalten wertvolle Omega-3-Fettsäuren und Antioxidantien, gelten mit über 90 Inhaltsstoffen fast schon als „Alleskönner“ unter den heimischen Lebensmitteln

KOCHEN MIT DEM VEGAN-DOC

Wenn wir von kritischen Nährstoffen sprechen, so ist es auch wichtig zu wissen, wie du die Aufnahme bestimmter Mineralien oder Vitamine steigern – oder auch verhindern – kannst.

Schneiden, Garen, Kombinieren – für bessere Nährstoffaufnahme

1. Dampfgaren oder Blanchieren: Hilft, hitzeempfindliche Vitamine wie Vitamin C und B-Vitamine zu bewahren.
2. Zusatz von Vitamin C: Zitrusfrüchte oder Paprika mit eisenhaltigen Lebensmitteln kombiniert, verbessert die Eisen- und Kalziumaufnahme.
3. Klein schneiden: Das Zerkleinern von Gemüse kann die Verfügbarkeit von Nährstoffen erhöhen, da es die Zellwände aufbricht.
4. Einweichen von Hülsenfrüchten und Getreide: Reduziert Phytate, die die Aufnahme von Mineralien wie Eisen, Zink und Kalzium behindern können.
5. Kombination von fetthaltigen Lebensmitteln mit fettlöslichen Vitaminen (A, D, E, K) verbessert die Aufnahme.
6. Nutzung des Kochwassers: Durch das Kochen von Gemüse gelöste Nährstoffe können durch Verwendung des Kochwassers in Suppen und Soßen genutzt werden.

Vorsicht – Abwehrstoffe bei der Nährstoffaufnahme

Phytinsäure

Eine organische Säure, die in Lebensmitteln wie Hülsenfrüchten, Getreide und Nüssen vorkommt. Sie kann die Aufnahme von Mineralstoffen wie Eisen, Zink, Magnesium und Kalzium beeinträchtigen, indem sie diese Mineralien bindet und ihre Verfügbarkeit im Verdauungstrakt reduziert. Früher wurde die Substanz daher auch als „Antinährstoff" bezeichnet.

Typische Zubereitungsmethoden in der Küche wie Einweichen, Fermentieren, Keimen und Kochen können den Phytatgehalt in Getreide und Hülsenfrüchten erheblich reduzieren: Das erleichert die Nährstoffaufnahme.

Oxalsäure

Oxalsäure kommt in vielen pflanzlichen Lebensmitteln vor: Spinat, Rhabarber, Mangold, Rote Beete, Nüssen, Samen und in einigen Früchten wie Beeren. Oxalsäure kann die Aufnahme von Kalzium und anderen Mineralstoffen beeinträchtigen, da sie sich mit diesen bindet und unlösliche Verbindungen bildet, die vom Körper nicht aufgenommen werden können.

Das Kochen oder Blanchieren von oxalsäurehaltigem Gemüse verringert den Oxalatgehalt, da ein Teil der Oxalsäure durchs Kochen zerstört wird sowie ins Kochwasser übergeht. Auch Einweichen oder Fermentieren von Nüssen (Cashewnüsse) und Samen kann hilfreich sein.

Trotz ihres potenziellen Einflusses auf die Mineralstoffaufnahme sollten oxalsäurehaltige Lebensmittel Teil einer ausgewogenen Ernährung sein.

Kaffee

Es gibt Bestandteile im Kaffee, wie beispielsweise Polyphenole, die die Mineralstoffaufnahme beeinflussen können. Studien haben gezeigt, dass der Konsum von Kaffee in moderaten Mengen keinen signifikanten Einfluss auf die Mineralstoffaufnahme hat (und „moderat“ bedeutet in dem Fall „nicht täglich“). In größeren Mengen könnten jedoch die Polyphenole im Kaffee die Mineralstoffaufnahme beeinträchtigen, besonders von Eisen und Zink. Daher solltest du deinen Kaffeekonsum (und den von Tee) zeitlich von eisen- und zinkreichen Mahlzeiten entkoppeln.

ESSEN GEHEN MIT DEM VEGAN-DOC

Selbst den Kochlöffel zu schwingen bringt Sicherheit, was die rein pflanzlichen Zutaten anbelangt. Auch der Besuch des veganen Restaurants seines Vertrauens ist unproblematisch. Ja, selbst in der Ferne lässt sich ein zertifiziertes Lokal mit dem „V-Label“ am Eingang identifizieren und die Seitan-Martinsgans mit gutem Gewissen genießen. Doch wie sieht es mit Imbissbuden, Fast-Food-Restaurants oder generell Gasthäusern aus, die teilweise Speisen als vegan anbieten, ohne hier auf ein Zertifikat zu verweisen? Schließlich nehmen es viele Köche nicht immer so genau mit den Zutaten. Ein veganer Kunde ist schließlich nicht in Gefahr, allergisch auf ein tierisches Produkt zu reagieren und was der Gast nicht weiß, macht ihn nicht heiß. So weit die weit verbreitete Vermutung.

Vegan im Restaurant

In letzter Zeit hat jedoch ein Umdenken stattgefunden: Demnächst sollen in Österreich sogar die ersten rein veganen Köche offiziell ausgebildet werden. Und nicht nur vegane Restaurants und Ketten buhlen um die Kundschaft. Auch immer mehr Gaststätten bieten ernst zu nehmende Alternativen an – mit schmackhaften Gerichten, und ohne bei der Bestellung die Augen zu verdrehen.

Generell wirst du mitunter in länderspezifischen Restaurants eher fündig, die vermehrt auf eine pflanzliche Küchentradition setzen: Asiatische, türkische oder levantinische Restaurants und Imbisse sind gute Optionen.

Stolperfallen bei veganen Wünschen

Kreuzkontamination: In Restaurants, in denen sowohl vegane als auch nicht-vegane Gerichte zubereitet werden, besteht das Risiko, dass Kochutensilien, Grillflächen oder Kochoberflächen mit tierischen Produkten in Berührung kommen können.

Versteckte tierische Zutaten: Manche Produkte können versteckte tierische Zutaten enthalten, die auf den ersten Blick nicht offensichtlich sind. Dazu gehören bestimmte Zusatzstoffe, Aromen, Gelatine oder tierische Produkte, die in der Herstellung von verarbeiteten Lebensmitteln verwendet werden können. Was bereits beim Einkauf im Supermarkt eine Herausforderung ist, lässt sich hier kaum mehr nachvollziehen.

Fehlende Kenntnis des Personals: Ist das Lokal nicht explizit auf vegane Kundschaft eingestellt, sind Mitarbeitende möglicherweise nicht immer ausreichend über die Inhaltsstoffe der Speisen oder die Bedürfnisse von Veganer:innen informiert. Auch auf Nachfrage in der Küche müssen die Informationen nicht immer korrekt sein, und zwar nicht aus Bösartigkeit, sondern aus mangelndem Fachwissen.

GESUND UND SICHER VEGAN

Vegan leben ist gar nicht so schwer, wenn du ein paar Tücken im Blick behältst. Bestücke deinen Einkaufskorb bestenfalls mit möglichst naturbelassenen Biolebensmitteln, das spart dir eine Menge Zutatenlisten-lesen. Auch das vegane V-Label erleichtert deinen Einkauf und garantiert eine vegane Herstellung.
Um möglichst viele Nährstoffe aus deinem selbst gekochten Essen zu sichern, kannst du ein paar Techniken oder Zutatenkombinationen anwenden. Und vegan im Restaurant zu essen wird auch immer einfacher – größere Auswahl, mehr Verständnis, kulinarische Köstlichkeiten auf dem Teller.

QUELLEN

Vegan! Was steckt dahinter?

Eins, zwei, drei, vier – ohne Tier!

Bundesministerium für Ernährung und Landwirtschaft (BMEL) (2021) Deutschland, wie es isst – der BMEL-Ernährungsreport 2021 https://www.bmel.de/DE/themen/ernaehrung/ernaehrungsreport2021.html Abruf am 09.07.2024

Haider S, Sima A, Kühn T, Wakolbinger M. (2023) The Association between Vegan Dietary Patterns and Physical Activity–A Cross-Sectional Online Survey. Nutrients. 15(8):1847. https://doi.org/10.3390/nu15081847

Quellen zum Thema gesünderes Essen:

Bradbury, K. E., Tong, T. Y. N. and Key, T. J. (2017) Dietary Intake of High-Protein Foods and Other Major Foods in Meat-Eaters, Poultry-Eaters, Fish-Eaters, Vegetarians, and Vegans in UK Biobank. Nutrients 9(12)

Orlich, M. J., Jaceldo-Siegl, K., Sabate, J., Fan, J., Singh, P. N. and Fraser, G. E. (2014) Patterns of food consumption among vegetarians and non-vegetarians. Br J Nutr 112(10): 1644–1653

Quellen zum Thema gesundheitlicher Vorteil:

Dinu, M., Abbate, R., Gensini, G. F., Casini, A. and Sofi, F. (2017) Vegetarian, vegan diets and multiple health outcomes: A systematic review with meta-analysis of observational studies. Crit Rev Food Sci Nutr 57(17): 3640–3649

Pettersen, B. J., Anousheh, R., Fan, J., Jaceldo-Siegl, K. and Fraser, G. E. (2012) Vegetarian diets and blood pressure among white subjects: results from the Adventist Health Study-2 (AHS-2). Public Health Nutr 15(10): 1909–1916

Tonstad, S., Butler, T., Yan, R. and Fraser, G. E. (2009) Type of vegetarian diet, body weight, and prevalence of type 2 diabetes. Diabetes Care 32(5): 791–796

Vegane Ernährung mit vollem Wert

NCD Risk Factor Collaboration (NCD-RisC). (2017) Worldwide trends in body-mass index, underweight, overweight, and obesity from 1975 to 2016:

a pooled analysis of 2416 population-based measurement studies in 128.9 million children, adolescents, and adults. Lancet. Dec 16;390(10113):2627-2642.doi: 10.1016/S0140-6736(17)32129-3

Marrone G, Guerriero C, Palazzetti D, Lido P, Marolla A, Di Daniele F, Noce A. (2021) Vegan Diet Health Benefits in Metabolic Syndrome. Nutrients. 13(3):817. doi: 10.3390/nu13030817

Warum ausgerechnet Veggie?

Food and Agriculture Organization of the United Nations (FAO) (2023) World Food and Agriculture – Statistical Yearbook 2023. Rome. https://doi.org/10.4060/cc8166en

Umweltbundesamt (2024): Fragen und Antworten zu Tierhaltung und Ernährung. https://www.umweltbundesamt.de/themen/landwirtschaft/landwirtschaft-umweltfreundlich-gestalten/fragen-antworten-zu-tierhaltung-ernaehrung#1-umwelt-und-klimawirkungen-der-nutztierhaltung Abruf am 09.07.2024

Vegane Ernährung: Reise durch die Welt der Nährstoffe

Makronährstoffe

Mariotti, F. and Gardner, C. D. (2019) Dietary Protein and Amino Acids in Vegetarian Diets – A Review. Nutrients 11(11). doi: 10.3390/nu11112661

Torronen, R., Kolehmainen, M., Sarkkinen, E., Mykkanen, H. and Niskanen, L. (2012) Postprandial glucose, insulin, and free fatty acid responses to sucrose consumed with blackcurrants and lingonberries in healthy women. Am J Clin Nutr 96(3): 527–533

Mikronährstoffe

Bakaloudi, D. R., Halloran, A., Rippin, H. L., Oikonomidou, A. C., Dardavesis, T. I., Williams, J., et al. (2021) Intake and adequacy of the vegan diet. A systematic review of the evidence. Clin Nutr 40(5): 3503–3521

Craig, W. J. and Fresan, U. (2021) International Analysis of the Nutritional Content and a Review of Health Benefits of Non-Dairy Plant-Based Beverages. Nutrients 13(3). doi: 10.3390/nu13030842

Quellen zu Selen:

Duffield-Lillico, A. J., Dalkin, B. L., Reid, M. E., Turnbull, B. W., Slate, E. H., Jacobs, E. T., et al. (2003) Selenium supplementation, baseline plasma selenium status and incidence of prostate cancer: an analysis of the complete treatment period of the Nutritional Prevention of Cancer Trial. BJU Int 91(7): 608–612

Duffield-Lillico, A. J., Slate, E. H., Reid, M. E., Turnbull, B. W., Wilkins, P. A., Combs, G. F., Jr., et al. (2003) Selenium supplementation and secondary prevention of nonmelanoma skin cancer in a randomized trial. J Natl Cancer Inst 95(19): 1477–1481

Sayehmiri, K., Azami, M., Mohammadi, Y., Soleymani, A. and Tardeh, Z. (2018) The association between Selenium and Prostate Cancer: a Systematic Review and Meta-Analysis. Asian Pac J Cancer Prev 19(6): 1431–1437

Vinceti, M., Filippini, T., Cilloni, S. and Crespi, C. M. (2017) The Epidemiology of Selenium and Human Cancer. Adv Cancer Res 136: 1–48

Pflanzenpower: Nahrung und Medizin

Veganismus als Schlüssel zu besserer Gesundheit

Koch, C. A., Kjeldsen, E. W. and Frikke-Schmidt, R. (2023) Vegetarian or vegan diets and blood lipids: a meta-analysis of randomized trials. Eur Heart J 44(28): 2609–2622

Nurses' Health Study: The Nurses' Health Study and Nurses' Health Study II are among the largest investigations into the risk factors for major chronic diseases in women. https://nurseshealthstudy.org/ Abruf am 09.07.2024

Torronen, R., Kolehmainen, M., Sarkkinen, E., Poutanen, K., Mykkanen, H. and Niskanen, L. (2013) Berries reduce postprandial insulin responses to wheat and rye breads in healthy women. J Nutr 143(4): 430–436

Torronen, R., Kolehmainen, M., Sarkkinen, E., Mykkanen, H. and Niskanen, L. (2012) Postprandial glucose, insulin, and free fatty acid responses to sucrose consumed with blackcurrants and lingonberries in healthy women. Am J Clin Nutr 96(3): 527–533

Torronen, R., Sarkkinen, E., Niskanen, T., Tapola, N., Kilpi, K. and Niskanen, L. (2012) Postprandial glucose, insulin and glucagon-like peptide 1 responses to sucrose ingested with berries in healthy subjects. Br J Nutr 107(10): 1445–1451

University of Oxford: EPIC-Oxford. https://www.ceu.ox.ac.uk/research/epic-oxford-1 Abruf am 09.07.2024

Bluthochdruck: He, J., Gu, D., Wu, X., Chen, J., Duan, X., Chen, J. and Whelton, P. K. (2005) Effect of soybean protein on blood pressure: a randomized, controlled trial. Ann Intern Med 143(1): 1–9

Fettstoffwechselstörungen: Acosta-Navarro, J., Antoniazzi, L., Oki, A. M., Bonfim, M. C., Hong, V., Acosta-Cardenas, P., et al. (2017) Reduced subclinical carotid vascular disease and arterial stiffness in vegetarian men: The CARVOS Study. Int J Cardiol 230: 562–566

Diabetes: Jenkins, D. J., Kendall, C. W., Augustin, L. S., Mitchell, S., Sahye-Pudaruth, S., Blanco Mejia, S., et al. (2012) Effect of legumes as part of a low glycemic index diet on glycemic control and cardiovascular risk factors in type 2 diabetes mellitus: a randomized controlled trial. Arch Intern Med 172(21): 1653–1660

Top 10 der Medikamente aus dem pflanzlichen Arzneischrank

Khan UM, Sevindik M, Zarrabi A, Nami M, Ozdemir B, Kaplan DN, Selamoglu Z, Hasan M, Kumar M, Alshehri MM, Sharifi-Rad J.(2021) Lycopene: Food Sources, Biological Activities, and Human Health Benefits. Oxid Med Cell Longev. Nov 19;2021:2713511. doi: 10.1155/2021/2713511

Silva EO, Bracarense AP (2016). Phytic Acid: From Antinutritional to Multiple Protection Factor of Organic Systems. J Food Sci.81(6):R1357–62. doi: 10.1111/1750-3841.13320

Sirotkin AV, Harrath AH. (2014) Phytoestrogens and their effects. Eur J Pharmacol. Oct 15;741:230–6. doi: 10.1016/j.ejphar.2014.07.057

Zhang R, Han Y, McClements DJ, Xu D, Chen S. (2022) Production, Characterization, Delivery, and Cholesterol-Lowering Mechanism of Phytosterols: A Review. J Agric Food Chem. 70(8):2483–2494. doi: 10.1021/acs.jafc.1c07390

Vegan in allen Lebensphasen

Vegane Schwangerschaft

Piccoli G, Clari R, Vigotti F, Leone F, Attini R, Cabiddu G, Mauro G, Castelluccia N, Colombi N, Capizzi I, Pani A, Todros T, Avagnina P (2015). Vegan-vegtarian diets in pregnancy: danger or panacea? A systematic narrative review. BJOG, article first published online: 20 Jan 2015. doi: 10.1111/1471-0528.13280

Sebastiani G, Herranz Barbero A, Borrás-Novell C, Alsina Casanova M, Aldecoa-Bilbao V, Andreu-Fernández V, Pascual Tutusaus M, Ferrero Martínez S, Gómez Roig MD, García-Algar O. (2019) The Effects of Vegetarian and Vegan Diet during Pregnancy on the Health of Mothers and Offspring. Nutrients. Mar 6;11(3):557. doi: 10.3390/nu11030557

Vegane Beikost

Agnoli C, Baroni L, Bertini I, Ciappellano S, Fabbri A, Papa M, Pellegrini N, Sbarbati R, Scarino ML, Siani V, Sieri S. (2017) Position paper on vegetarian diets from the working group of the Italian Society of Human Nutrition. Nutr Metab Cardiovasc Dis. Dec;27(12):1037-1052. doi: 10.1016/j.numecd.2017.10.020

Vegane Kindheit

Bechoff A, Dhuique-Mayer C. (2016) Factors influencing micronutrient bioavailability in biofortified crops. Ann N Y Acad Sci.1390(1):74–87. doi: 10.1111/nyas.13301

Forschungsinstitut für pflanzenbasierte Ernährung (2019): VeChi Diet-Sudie. https://ifpe-giessen.de/vechi-diet-studie-2019/ Abruf am 09.07.2024

García-Casal MN, Layrisse M, Solano L, Barón MA, Arguello F, Llovera D, Ramírez J, Leets I, Tropper E. (1998) Vitamin A and beta-carotene can improve nonheme iron absorption from rice, wheat and corn by humans. J Nutr. 128(3):646-50. doi: 10.1093/jn/128.3.646

Layrisse M, García-Casal MN, Solano L, Barón MA, Arguello F, Llovera D, Ramírez J, Leets I, Tropper E. (2000) New property of vitamin A and beta-carotene on human iron absorption: effect on phytate and polyphenols as inhibitors of iron absorption. Arch Latinoam Nutr. 50(3):243–8

Universität Bonn: Die Donald Studie. https://www.epi.uni-bonn.de/forschung/donald-studie Abruf am 09.07.2024

Vegan trainieren

Deutsche Gesellschaft für Ernährung (DGE) (2020): Positionspapier zur Proteinzufuhr im Sport. https://www.dge.de/presse/meldungen/2020/positionspapier-zur-proteinzufuhr-im-sport/#:~:text=F%C3%BCr%20Sportler*innen%2C%20die%20mehr,%2Fkg%20KG%2FTag%20empfohlen Abruf am 09.07.2024

Vegan Essen

Einkaufen mit dem Vegan-Doc

Huber J, Keller M (2017): Ernährungsphysiologische Bewertung von konventionell und ökologisch erzeugten vegetarischen und veganen Fleisch- und Wurstalternativen. Studie im Auftrag der Albert Schweitzer Stiftung für unsere Mitwelt, Berlin. www.albert-schweitzer-stiftung.de/fleischalternativen-studi Abruf am 09.07.2024

Weiterführende Informationen:

Bücher

Vom Autor:

Kolm: Vegane und vegetarische Ernährung aus medizinischer Sicht: Fundiert beraten bei pflanzenbasierten Ernährungsformen, Springer Verlag

Weitere Autorinnen und Autoren:

Gätjen, Keller: Vegane Kinderernährung, Ulmer Verlag

Keller, Gätjen: Vegane Ernährung. Schwangerschaft, Stillzeit und Beikost, Ulmer Verlag

Leitzmann, Keller: Vegetarische und vegane Ernährung, UTB Verlag

Online:

Bundeszentrum für Ernährung
www.bzfe.de
Deutsche Gesellschaft für Ernährung
www.dge.de
Forschungsinstitut für pflanzenbasierte Ernährung (IFPE)
www.ifpe-giessen.de

Dank:

Danke an das Team des Kneipp-Verlages Sophie Wolf, Ilka Grunenberg und Elisabeth Stein-Hölzl, die das Buch auf Schiene gebracht haben, sowie dem umsichtigen und fachkundigen Lektorat von Sarah Schocke. Und natürlich auch dem Ordinations-Team, das die vergangenen Monate unfreiwillig unsere zahlreichen veganen Fachgespräche mit anhören musste.

Liebe Leserin, lieber Leser!

Hat dir das Buch gefallen? Dann schreib uns doch gerne auf Facebook oder Instagram und erzähl deinem Freundeskreis und deiner Buchhändlerin davon. Natürlich freuen wir uns auch, wenn du beim Onlinekauf eine nette Bewertung hinterlässt. Willst du noch mehr erfahren? Oder mit mit den Autoren in Kontakt treten?

Wir freuen uns auf Austausch und Anregung unter
post@styriabooks.at

Inspiration, Geschenkideen und gute Geschichten findest du auf
www.styriabooks.at

/styriabuchverlage
#vegandoc

STYRIA
BUCHVERLAGE

978-3-7088-0854-3

Bücher aus der Verlagsgruppe Styria gibt es in jeder Buchhandlung und im Onlineshop www.styriabooks.at

Hinweis:
Alle Inhalte und Hinweise in diesem Buch wurden von den Autoren nach bestem Wissen und mit größtmöglicher Sorgfalt erstellt und geprüft. Eine Garantie für die Richtigkeit der Angaben und Rezepte kann nicht gegeben werden. Eine Haftung der Autoren bzw. des Verlags und seiner Beauftragten für Personen-, Sach- und Vermögensschäden sowie Unfälle ist ausgeschlossen.

Lektorat: Sarah Schocke
Korrektorat: Sabine Edith Braun
Cover & Layoutdesign: Ursula Feuersinger
Satz: Roman Bold & Black
Fotos: Harald Eisenberger
Projektleitung: Sophie Wolf

Druck und Bindung: Graspo
Printed in the EU
7 6 5 4 3 2 1